CARE
Good Care ,
Good Living

CARE
Good Care ,
Good Living

CARE
Good Care ,
Good Living

CARE
Good Care ,
Good Living

CARE
Good Care ,
Good Living

care 13

夕陽山外山

口　　　述：黃勝堅
採訪整理：二泉印月
插　　　畫：小瓶仔
責任編輯：劉鈴慧
美術設計：何萍萍
法律顧問：董安丹律師、顧慕堯律師
出 版 者：大塊文化出版股份有限公司
　　　　　台北市105022南京東路四段25號11樓
　　　　　www.locuspublishing.com
讀者服務專線：0800-006689
TEL：(02) 87123898　FAX：(02) 87123897
郵撥帳號：18955675
戶　　　名：大塊文化出版股份有限公司

總 經 銷：大和書報圖書股份有限公司
地　　　址：新北市新莊區五工五路2號
　　　　　TEL：(02) 89902588 (代表號)　FAX：(02) 22901658

排　　　版：天翼電腦排版印刷有限工司
製　　　版：瑞豐實業股份有限公司

初版一刷：2011年11月
初版六刷：2022年4月
定　　　價：新台幣280元
ISBN：978-986-213-277-7
Printed in Taiwan

夕陽山外山

口述：黃勝堅

採訪整理：二泉印月

目録

序

第一章 風雲

第二章 晚霞

序

用人性化照護，
彌補科技化醫療

台大醫院院長

陳明豐

　　台大醫院在 2006 年，已率先於國內推行「急重症安寧
照護」在職教育，住院醫師及護理師都必須接受「安寧緩和
照護」教育課程。近年來，我們更積極推行非癌症慢性病患
的生命末期緩和醫療照護。

　　雖然尖端科技和先進儀器，是現代醫學診斷治療的重要
依據，但醫師個人正確的問診態度和專業知識與技能，才是
主導醫療品質的最基本元素，才能保障病人得到應有的照護
及溫馨的協助。

　　台灣的醫療研究在「迎向高科技、發掘本土醫療特色、
開發健康照護」之外，唯有本著尊重、關懷和同理心，才能
對病患提供令人窩心的感動，做到「高品質人性化醫療」的

服務。

　　希望所有的醫師們，要多關注的對象是「人」，而不是只有「疾病」！一個人性化的醫護服務團隊，應該要使病人及家屬的身心靈，都能得到全方位的撫慰，這種全人的醫護服務理念，是要普及到所有的病人，而不是僅於癌末或生命末期的患者。

　　安寧緩和療護要達到的目標是：生命末期的病人能善終，沒有無效醫療所加諸的痛苦，能舒適與尊嚴的走完人生最後一程，讓家屬遺憾降到最低、度過悲傷之後能重回生活，同時在經歷親人死亡過程中，體會到生命的意義。

　　台大醫院金山分院黃勝堅院長，2010 年出版的《生死謎藏》囊括了出版界的兩項大獎【2010 年—時報開卷獎】、【2011 年—金鼎獎】以及衛生署國健局的【2011 年—健康好書推介獎】，欣見黃院長在《夕陽山外山》這本新書中，對生命末期提出更多元角度不同看法的分享，值得大家深思再三。

　　期許我們的醫療環境，在冰冷的儀器與數據外，能多份人心人性的溫暖，提供高品質與人性化醫療，視病猶親，是我們和所有醫界朋友，大家要一起努力的願景，共勉之！

沒有哪種布施
會大過於幫助一個人好好地死

佛教蓮花基金會董事長
前台灣安寧照顧協會理事長
台大醫學院、台北醫學大學、
恩主公醫院教授

陳榮基

佛說：「生老病死，人生必經過程。」

在經歷了一生的奮鬥，成功與失敗，快樂與痛苦的種種歷程後，很多人最後又要面臨「老病死」的痛苦折磨，尤其是臨終的死亡過程，往往是最艱苦的。佛法指導人們如何永遠脫離痛苦，投生極樂世界。但是要離開這個娑婆世界以前，要如何沒有痛苦呢？

索甲仁波切在他的《西藏生死書》中（第十一章 246 頁）呼籲說：「我寄望於這本書的是，讓全世界的醫師，能夠非常認真地允許臨終者在寧靜和安詳中去世。我要呼籲醫界人士以他們的善意，設法讓非常艱苦的死亡過程，盡可能變得放鬆、無痛與安詳。安詳地去世，確實是一項重要的人權。」

他又說：「沒有哪一種布施會大過於幫助一個人好好地死。」

　　醫界已經完全準備好接受這個呼籲與挑戰了嗎？

　　近代安寧緩和醫療的措施，就是希望能夠協助每一個人「安詳地去世」。不幸，儘管安寧緩和醫療已經開始於1976年的英國，並於1990年傳入台灣，但是我們的醫界與大眾，還是很多人沒有準備好接受這個理念，因此很多病人與家庭，當面臨死亡時，往往不知所措，很多醫師，也不知如何做最妥適的處置。最後讓病人受盡痛苦的折磨，讓家屬留下無法磨滅的遺憾，而醫師也在行醫的過程中，一再的留下心中的遺憾或污點。

　　很感動國內有幾位長年在加護病房中與死神搏鬥，不計任何代價為病人拚命到底的好醫師，終於悟出了「服務病人最大利益」，並非永遠奮戰到底；在適當的時候，應該有放手（letting go）的胸懷，協助病人安詳往生，可能比為萬一的機會，拚到底，更有意義。

　　我的一位在台大醫院服務的老學生與老同事，神經外科醫師黃勝堅就是其中一位。黃醫師從加護病房走進了安寧緩和醫療的領域，在加護病房中融入了安寧的理念，為搶救病人與協助病人安詳往生而努力；他不但在工作崗位上，厲行

此神聖的理念，更長期參與安寧緩和醫療的宣導。在安寧團隊中被尊稱爲「堅叔」，我則一向叫他「阿堅」。

阿堅去年出版的診治病人的實例《生死謎藏》一書，得到廣大讀者的熱烈回響，並榮獲中國時報【開卷美好生活書獎】、新聞局【金鼎獎】，及衛生署國健局的【健康好書悅讀獎】等榮耀。

現在在甫接任台大醫院金山分院院長時，他又推出新書《夕陽山外山》，繼續以寶貴的實例經驗，向醫界也向普羅大眾，介紹安寧理念的重要。

本書共分四章，第一章「風雲」：強調照顧生命末期病人的醫療團隊，要有很好的準備。第二章「晚霞」：雖然黃昏日落可以彩霞滿天，可是無常突然降臨，如果病人或家屬沒有做好心理準備，也會讓人生徒留憾事。第三章「夕陽」：如能以豁達的心胸，坦然面對生死，也是不錯的選項。第四章「山外山」：剖析年輕一代醫師，看末期病人的臨終照護的現況，期待新一代的醫師們，可以有更好的準備。

病人不能善終，常常來自兩方面的阻礙：

一是醫師的不肯放手！

我要提醒醫師同仁們，不要完全相信老一輩醫師的說

法：「醫師最大的失敗是什麼？病人你救不起來、還死在你
手上！」（本書第一章），其實人生終需一死，絕症病人（末
期病人）的死亡，並非醫療的失敗，未能協助病人安詳往
生，才是醫療的失敗。

　　另一個阻礙，是家屬的不捨、或家屬擔心不要求醫師盡
力搶救，是不孝或不愛。其實大孝與大愛，並非不計親人無
謂受苦的代價，搶救到底；而是應該協助病人接受他的疾
病，協助他坦然面對絕症，協助他能夠沒有痛苦，保有尊嚴
的安詳往生。

　　我國於 2000 年訂定的安寧緩和醫療條例，已經賦予我
國國民，自己選擇善終的權利，我們可以簽署「預立選擇安
寧緩和醫療意願書（即 DNR 意願書）」，在身罹不治的末期
疾病時，可以接受安寧緩和醫療的人性化照顧，而且在臨終
時可以拒絕心肺復甦術（CPR）的痛苦折磨。

　　2002 年修法，更使自己簽署上述的「選擇安寧緩和醫
療意願書」者，萬一被插管急救無效時，可以中止（撤除或
終止）該無效醫療的維生措施。2011 年新修訂的安寧緩和
醫療條例，更可以讓自己未簽署意願書者，在全體家屬（包
括配偶、成年子女、成年孫子女及父母）簽署撤除無效醫療

同意書，再經過醫院的醫學倫理委員會審查通過後，可以中止該無效醫療。但是此法立意雖佳，卻門檻太高，往往緩不濟急，讓病人多受痛苦折磨（本書第一章）。

　　為了免除這種不必要的折磨，最好在健康時，事先做好臨終的抉擇，與家人妥善溝通後，簽署「預立選擇安寧緩和醫療意願書」，將之郵寄到「台灣安寧照顧協會」（協會網址 www.tho.org.tw）便可登錄於健保卡上。在臨終時，讓醫師可以做正確的判斷，不要以無效的 CPR 伺候；萬一被 CPR 未能救回生命時，也可順利中止該無效的維生措施，減少痛苦的折磨。

　　醫界強調要「視病猶親」，本書第四章提到：「如果這個病人，是你的親人，你會怎麼做？」當一個醫師，用這樣的角度去看待你的病人，就不會有很多的誤差，你會希望用一個最好的治療方法，去治療你的病人。

　　我曾經參加一個病例討論會，報告一位 93 歲老婦人因為嚴重中風住院，症狀是右半身完全癱瘓且全失語症，躺在床上無法起身，無法溝通。胸部 X 光發現肺癌，照會胸腔科專家，建議做標靶治療的化療，心電圖發現病竇症候群，照會心臟科專家建議安裝心律調整器於心臟。

在討論會中，心臟科醫師說：「如果病人是我自己，我不裝。因為老太太嚴重中風已經不會好轉，又要承受肺癌及化療的痛苦，那一天，心臟不跳了，正好結束痛苦，我不願意裝個心律調整器，延長痛苦的生命。」

有位末期疾病的老先生，已經簽署 DNR 意願書，在呼吸困難時，匆忙緊張中被女兒送到急診室，急診醫師劈頭就說：「插不插管？不插會死！」做女兒的一時緊張，心想如果不插管，不就等於是她讓父親就此死掉的嗎？因此回答：「插！」接下去看到父親被插管接呼吸器，在加護病房中一周，受盡痛苦而後往生，久久哀怨悔恨，傷心自責。

如果當時急診醫師，能夠在評估病情後，告訴家屬：「爸爸的病況，如果不插管，可能很快呼吸衰竭而死。如果插管，可以再拖延幾天，但是因為他本身的末期疾病，不會好起來，過幾天還是會死亡。他本人已經表示要 DNR，我們是否可尊重他的意願，不要插管，協助他安詳往生？」家屬應該會做最好的抉擇，大家陪伴病人，減少他的痛苦。當病人能夠安詳往生時，家屬的難過應會大大的減少。

印度詩人泰戈爾說：「生似夏花的燦爛，死如秋葉的靜美！」我們難道不能選擇欣賞夕陽、秋葉的美景嗎？蓮花基

金會強調：「活著，是最好的禮物；善終，是最美的祝福。」
人生終需一死，看完阿堅的這本《夕陽山外山》新書後，你
還會不努力爭取你的善終權嗎？你還會不維護親人的善終權
嗎？如果你是醫師，你還會不尊重並維護病人的善終權嗎？

愛與捨、悟與執

台大醫學院家庭醫學科教授

陳慶餘

　　日前黃醫師邀我為他繼《生死謎藏》後的第二本著作寫序，以一個腦神經外科的專業，成為台灣推動重症末期照護的舵手，除了黃醫師個人稟性特質外，因緣啟發也同樣重要。

　　我們都是網球運動的愛好者，在球場上常見面，課堂外臨床經驗交流及支持，為台灣安寧緩和界培養出像黃醫師如此有理念、愛心、熱忱及傳承的人才，與有榮焉。

　　本書分四個篇章，前三章維持前書的風格，以溫馨感人的文筆呈現臨床個案的真實故事，道出生命末期的重要議題：分別為「生與死」、「愛與捨」、「悟與執」、「決與擇」等兩難困境的人性表現。

　　「風雲」篇中，家屬表現出五種不能承受的情緒：聽到「病人會死」的震驚與刻骨之痛，是「不信」的表現；事到臨頭、狀況不斷、兒女吵成一團的「家務事」篇，是對死亡事件感到「不幸」；沒有參與照護的家屬，是無法將心比心同理病人，反向威脅告醫師等「不甘」的舉動；對子女的即將往生，為人父母者難以接受與不捨；即使理性上是認知的，但心裡脆弱，不堪閒言雜語，是為「不忍」。

　　醫護人員雖為照護者，但面對死亡仍不知如何因應。在「誰來關機」、「十八簽」等幾篇故事，具體說明出醫療照護者潛在地排斥接受病人死亡。家屬在簽安寧緩和同意書的章節，道出家屬「簽」與「不簽」的親情糾葛。

　　「晚霞」篇中，不同的故事道出不同的倫理關係，包括父子、姊妹、夫妻等，無論是父母對子女，子女對父母，在當中表現出「愛與捨」的矛盾。簽署 DNR 是「解除痛苦」？還是「死者嘉惠生者」？令人反思。

　　「夕陽」篇中，描述親友的遭遇。一樣生命凋零的場景，差別在「悟與執」。「老爸」中所敘述的，直截了當地要簽署 DNR；「親親寶貝」中，悲痛的父親以寫未來信，使得其生命重心有所期待；快樂的「師母」，是述說坦然面對生命末

期，以快樂的心情度過人生最後一關。

　　大部分病人希望在家自然往生，如同回家睡覺一般。萬不得已，也要留一口氣回家完成心願。在病人「主動願意」開口談死亡，或「知情知末」的病人決定不要任何形式的搶救，對有訓練的醫師可見機行事，是不會有困擾的。

　　一般而言，任何照護的醫師要懂得溝通技巧，面對焦慮的家屬才不會有被打的危機；出院回家往生的困境，需要厝邊醫師協助家屬，不致因為瀕死的症狀如臨終前的喉鳴聲，而再度將病人送回醫院插管。

　　最後一章「山外山」篇中，收集多位年輕一輩急重症照護醫師的心路歷程，表現在預立指示取捨權衡之間，確實不像安寧緩和醫師般單純。

　　目前在健保卡中可註記 DNR 及器官捐贈，急重科醫師通常在病人危急時，詢問家屬是否要捐贈器官的狀況，如同火中取栗。安寧療護與器官捐贈對生者及死者都是有益，讓末期病人先有安寧療護的認知，較容易鼓勵病人器官捐贈，這是在「和生命末期對話」延伸出來的議題。

　　簽不簽 DNR 是急重症醫療的一部分，困境在於家屬，這也道出中西文化背景不同的困難，尤其對於非癌症病人談

論簽署 DNR 時機點的選擇。病人死亡常會造成家屬的遺憾與悲傷，如何讓病人能夠善終，才是病人與家屬兩相安的上策。尤其醫病信賴不足的情況下，外科醫師在家屬期待的壓力下，救與不救之間的拿捏當中身心煎熬。

　　人生的戲碼不斷重演安寧的故事，面對死亡是一門必修的課程。儒家有言：「人生自古誰無死，留取丹心照汗青。」道家講求生命來自於自然，回歸於自然亦是種快樂；佛家說：「是日已過，命亦隨減，如魚少水，何樂之有。」在在告訴我們不可糊塗過日，要有正確的信仰及修行，這些傳統的智慧都是我們需要去學習及理解的。

請別讓不正常，被當作正常

台大醫學院家醫科教授、主治醫師
台灣安寧緩和醫療學會理事長

邱泰源

問大家一個問題：你知道生命末期病人，最後希望的死亡地點在哪裡？

回家！回到自己的家。待在熟悉的環境，親人圍繞身邊，嚥下最後一口氣！

一百年前哪裡有什麼醫院？大家不都也是死在家裡嗎？生命末期病人到底在哪照護比較好？在家往生的病人比較不幸福嗎？一定要在醫院被急救到不行才斷氣比較無憾嗎？大限來了，被強壓、強電、病人會比較樂意、家屬會比較樂見嗎？

在日本曾做過調查，問生命末期的病人：「再怎麼痛苦，你都要想辦法延長生命？還是說你想要追求餘生有好的

生活品質？」幾乎有90%生命末期的病人，選擇與其痛苦不堪的延長，有品質的餘生來得更重要。

在加拿大，末期病人生命中最後的一年，只有一個月是住在醫院，十一個月都在自己的家中或社區安養，在熟悉的環境中生活。台灣反過來，最後一年幾乎十一個月都在醫院，因爲我們社區照顧能力太差，沒有辦法達到民眾家有生命末期病人，皆可得到臨終照護的協助。

我做過研究，60%的民眾，希望未來留院到最後一刻，因爲病人太早回家，家人不知道該怎麼辦？但是，如果有居家照護可以協助幫忙的話，原本選醫院照護的民眾有50%，想早點回家，能在家中聚聚，相互陪伴，度過最後的一段時間。中南部想回家往生的比例更高，如果能有居家照護可以協助，有60%的民眾，想要早點回家。

回到家，病人生活品質會比在醫院好；對生命末期照護來說，重點是在於病人和家屬想要的是什麼？這個醫療體系就要去努力，要去改善，才不會變成「讓不正常被當作正常」！

讓病人一直待在醫院等往生，眞的是不正常的事情；居家照護的費用會很高嗎？不會，是一般百姓負擔得起的，現

在健保局也有給付，病人或家屬只要負責醫護人員的交通費。

以台灣的醫療水準，社區照顧能力怎麼會太差？問題出在不像國外，病人居住地的社區醫師，基層醫師，都要會臨終照顧！要讓基層醫師從在醫學院的時候，便接受這種訓練，等他去開業，就敢放手照顧，不然他連嗎啡劑量都不會開、癌症疼痛都不會控制，怎麼去照顧生命末期病人？

國外的社區照顧，家庭醫師制度非常好，病人回家，家庭醫師平常可以照顧，要止痛，要打針，不會有什麼困難。但是台灣現在的基層醫師沒有經驗，大多數醫師不會末期病人的疼痛控制，到底要用多少劑量？會不會嗎啡中毒？會不會嗎啡抑制到呼吸，然後醫師變被告？

英國、加拿大、紐西蘭、澳洲，都是社區照護很好的地方。生病了，一定要先看基層醫師，才可以再轉到醫院。家庭醫師給了社區民眾很大的安全感，所以他們面對臨終，是放心把自己交給家庭醫師，選擇回家繼續接受治療。

病人回家後，有家庭醫師繼續照顧，不必隨便動用醫院的安寧照護資源。所以你到英國的安寧病房去看，只有幾個居家護理師當班，每個人手頭上掌握一、兩百個居家的病

人。那是因為居家護理師不是每一個病人都要看護，每一個病人，都有他們自己本身在社區的家庭醫師團隊在幫忙照顧。這幾位專業居家護理師，碰到問題，扮演支援指導的角色，所以他們的病人會放心回家。到真有必要時，家庭醫師轉介，病人才會住進安寧病房，或者是訓練有素的安寧照護醫師去指導家庭醫師怎麼照顧這個病人。

在台灣，沒有這一層家庭醫師團隊在基層照顧，回家後的末期病人誰照顧？醫院是遠水救不了近火。家屬經濟都能請得起看護嗎？還是病人全都留在醫院？先不管健保吃不吃得消，對被排擠掉的病人，一些能救得回的病人，公平嗎？

「未能協助病人安詳的往生，才是醫療的失敗！」這是現在醫學教育要給學生們很重要的啟發。在國外，一個鄉親重病回來，要來度過餘生，家屬、親朋好友會輪流在旁邊祝福、陪伴，讓病人溫馨的在社區安詳往生。

我希望向社會宣導一件事情，讓民眾知道：協助一個人安詳往生，等於協助一個人成佛；你自己當然也成就了一樁很大的功德。如果今天你周邊有人要在家裡往生，請大家要幫忙他、而不是嫌棄排斥。

一個往生者，若得到很好的照顧，全家人都會感恩，會

把這個感恩的力量再散播給社會。如果病人沒有走得安詳，不論是在醫院或在家，家屬遺憾、怨懟，質疑醫療人員疏失，憤恨不平是會星火燎原的。

當家不能成為一個終老的場所，那「家」對現在人來講，意義是什麼？一個吃飯睡覺洗澡不必多花錢的地方嗎？當家的凝聚力越來越鬆散薄弱，不會悲哀嗎？每一個人都會生病、都會老，當你很不舒服的時候，不希望有親人在身邊嗎？一個陌生冰冷的環境，一群你不認識的面孔在你面前晃來晃去，你會有安全感嗎？請別讓不正常，被當作正常！

欣聞黃勝堅教授將與病人家屬的生死照護互動經驗再出第二本書，真令人敬佩。新書知性感性兼具，內容更加震撼感人，勝堅兄第一本書已獲得多項獎勵肯定，相信這本新書，更能得到醫界與民眾們的最大肯定。

第一章

風雲

天，有不測風雲，

可是，當不測風雲，捲在醫病之間的時候⋯⋯

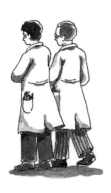
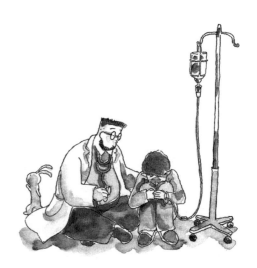

四個字

　　從知道周三下午，自己要主持加護病房第 7 床張老先生的家庭會議，小周醫師就開始坐立難安。

　　第 7 床張老先生年近八十，在社區附近逆向騎腳踏車衝出巷口，迎面就被撞飛了，跌下來的時候，多處骨折外，重創頭部，傷勢太嚴重了，急診時就已經知道希望渺茫。

　　「急重創傷的病人家屬，和癌末的病人家屬，我們一樣談安寧療護、談 DNR（不實施心肺復甦術），但困難度要高過許多，因為意外來得太突然，家屬一時間大多無法相信、不肯面對，投射到醫療團隊的壓力，對醫護人員來說，是超級 EQ 大考驗。」科主任的話，小周醫師此時回想起來，還真不無道理。

　　「醫師最大的失敗是什麼？病人你救不起來，還死在你手上！」醫學院的大教授，上課這麼講時，多意氣風發，聽

得班上同學們點頭如搗蒜。

　　小周醫師這會兒不禁偷偷懷疑，大教授真的行醫以來，一路都打順風牌？從沒有病人在他手上「掛」掉過？說真的，要一個醫師，面對家屬，直視著他們說出：「病人會死！」就這短短四個字，比對暗戀她、為她神魂顛倒的女生，鼓足勇氣表白說：「我愛妳！」還難上千百萬倍！

　　會議室裡家屬圍成圓圈對坐，小周醫師流利的把病情說一遍，接下來、小周醫師發現自己在兜圈子，兜了很久講不出這四個字：「病人會死！」

　　「死亡訊息，一定要講得非常清楚。」主任交代主持家庭會議時，還特別強調，小周醫師心裡暗自叫苦，額頭開始冒汗。

　　「周醫師，聽你解釋病情，我爸雖然很嚴重，可是，生命徵象又好像算穩定的吧？」

　　小周醫師覺得脖子僵硬、頭真難點。

　　「那就還有希望拚下去嘍？」

　　小周醫師不由衷尷尬傻笑。

　　「後天公司外派我出差到日本一個禮拜，我回來我爸應該還 OK 的吧？」

　　小周醫師有些吞吞吐吐：「不，不一定喔！」

　　「什麼意思？你是說我爸撐不了一個禮拜？」病人兒子大驚失色。

　　「那我老大，是長孫，要國中畢業旅行，明天起去三天兩夜，就三天兩夜，應該可以吧？」病人媳婦追問。

　　小周醫師支支吾吾：「嗯、嗯、很難講，老先生，能不能，撐過這三天兩夜。」

　　病人女兒拍著桌子跳起來：「你怎麼一直都不跟我們明講？我爸是岌岌可危的？」

　　「我以為……」小周醫師覺得口乾舌燥：「你們來開家庭會議，心裡都已經有數，老先生他，其實車禍到醫院時，就已經非常嚴重了。」

　　「什麼叫做心裡都已經有數？每次來探病時每次問，你們都是說病情嚴重，但是還算穩定。前天我大哥還曾問過你有關 DNR（不實施心肺復甦術）的問題？你還說沒那麼差！這算什麼？善意謊言嗎？」

　　氣氛這麼火爆，想談讓病人好走的 DNR？這口要怎麼開呀？前幾天開晨會，主任說：「不能怪家屬發飆，連打掃病房的歐巴桑，都比他們早知道這床病人會死，而家屬竟然

是最後才知道的。」

　　坐旁邊通宵值班的學長，瞇著眼睛，小小聲接：「那不就跟老公外遇，老婆永遠是最後一個才知道一樣唄。」當時小周醫師還忍俊不禁。

　　「特別是在急診接到重症病人，預後是好是壞第一時間要講清楚。」主任語重心長：「否則越拖家屬會越不諒解。」

　　「可是我也真的想拚拚看，我一度以為我是可以的。」小周醫師捫心自問，這下好了，杵在這兒，不知該拿自己怎麼辦？

　　「既然你們早知道我爸不行了，幹嘛這一個禮拜來，不斷在他身上開洞？這個管、那個管，一直插一直加，病人還活著耶，他不會痛苦了嗎？」病人女兒嚎啕大哭。

　　「你們早該說的，我爸傷得那麼厲害，我們心裡多少是有譜的，只是你們不該連哄帶騙，即便是出自善意，都不應該！就算你今天開家庭會議，是要告訴我們該放手了，讓我爸好走吧，難道、醫師你們自己覺得之前隱瞞不說實話，是對的嗎？很多不該做的，你們都已經在我爸身上做了，晚了、來不及了……」

　　看病人兒子，一個魁梧的大男人掩面嗚咽，小周醫師心

糾結起來，家屬聽到「病人會死」的震驚與刻骨之痛，第一次感同身受。

　　對不起、對不起、對不起，小周醫師內心不斷掙扎：「說真的，接手張老先生時，雖然知道情況很嚴重，可是我真的也希望能把他救回來，這幾天也一直也都在盡量拚，其實，我自己也是一樣，無法接受病人會死在我手裡的事實啊；我真的不是存心隱瞞不說實話啊！」

　　小周醫師鼓足勇氣，想和家屬說對不起，一抬頭，空蕩蕩的小會議室，桌椅凌亂，家屬什麼時候走的？

　　小周醫師發現，自己哭了。

誰來關機

　　七十多歲的夏奶奶本來就有心臟病、糖尿病，又感染肺炎很厲害，變成急性呼吸窘迫症。家屬一直追問醫師：「還有沒有其他辦法？」

　　「不管怎樣都要試嗎？」主治醫師試探地問。

　　「只要有一絲希望，我們都願意試！」

　　「那就找心臟外科來會診，看是不是可以裝上葉克膜來拚一拚？」

　　聽到「葉克膜」三個字，家屬相視猛點頭，黑暗中的一盞明燈啊！

　　心臟外科醫師來會診病情，心想：「這病人須不須要裝葉克膜，難道主治醫師評估不出來嗎？基本上已經沒機會了，幹嘛還多此一舉？」

　　「病人就算裝上葉克膜，機會應該不太大了——」外科

醫師試著想進一步說明。

「可是不裝葉克膜拚的話，機會不就是零了嗎？」家屬著急起來。

「不裝機會是零，當然就要裝來拚一拚呀！」夏奶奶的主治醫師忙著附和。

夏奶奶本來就有心臟病、糖尿病，腎臟功能當然也不好，結果葉克膜一裝上去就要洗腎，兩個禮拜後，四肢開始發黑壞死，連葉克膜也撐不住夏奶奶了。主治醫師和專科護理師只好結伴跟家屬說：「大家都盡力了，真的沒辦法了。」

家屬主動提出要簽 DNR 的要求，想帶老奶奶回家，實在不忍心老奶奶在加護病房，被一堆儀器包圍到看不見人躺在哪，更何況越來越黑的肢體，令人害怕。

簽完 DNR，主治醫師便打電話給心臟外科：「請派人來關機。」

正在開刀，分身乏術的心臟外科醫師有些火大：「關機？就是關掉 off 按鈕、然後管路用血管夾先夾起來，等病人往生後，我們再派住院醫師過去拔除管路，領回機器就好啦！」

「這葉克膜是歸你們外科負責的，當然要你們外科自己

來關！」內科主治醫師說得理直氣壯。

關機，這個再簡單不過的小動作，當醫有心結，不願意去面對病人死亡的事實，就會推託來推託去，不只是關葉克膜，其他維生機器也一樣。在醫院，不僅是醫師害怕面對死亡，護理人員也一樣心有疙瘩在。

台大醫院曾作研究：病人家屬簽完 DNR 後，到往生前，所有不必要的、讓病人不舒服的治療都會下降減少，只有一項例外，強心劑的劑量還會繼續增加。

家屬雖然簽了 DNR，醫護人員也都了解病人無法挽回了，但是當病人血壓開始往下掉的時候，住院醫師、主護護士都還是會忍不住把強心劑的劑量悄悄增加。

主治醫師發現後不免查問：「都已經簽 DNR 了，你們為什麼還增加強心劑的劑量？」

護士小姐說得很委屈：「我是知道病人情況不好、撐不下去了，但是、我想了又想，幫病人把『生命』拉長一點，我比較心安。」連一旁的住院醫師也是猛點頭。

這些證明了一件事：

面對死亡，醫護人員不見得比家屬更能坦然接受！

身為一個醫護人員，每天面對死亡的心理困境，超過一

般人所能想像的。生死學的教育,對整天在醫院面對生死的
醫護人員來說,是誰該挺身出來,解決這樣的窘境呢?

一碼歸一碼

午後西北雨，昏天暗地傾盆而下；閃電過後的打雷，一聲霹靂過一聲。

安國偉坐在病床邊，輕輕握著父親的手。稀疏凌亂的白髮，兩頰削瘦、滿臉鬍碴、闔眼昏睡，再大的雷聲，都再也撼動不了老爸的聽覺了嗎？

「將近七十歲的老人，怎麼會在這個年紀突然發作起癲癇了呢？」在安媽媽不勝其煩的嘮叨下，安爸只好到大醫院做徹底檢查。

檢查後醫師建議：「晚年的癲癇發作，第一個要擔心的是腦瘤！」

核磁共振檢查的結果真的是腦瘤。「必須動手術！」醫師斬釘截鐵告訴家屬。

國中老師退休的安媽媽，緊張得拚命做功課，知道手術

風險高，開刀前和安爸開誠布公商量，問他對 DNR 的想法。淚眼汪汪的安爸交代：「結髮一輩子了，就要挺我到最後，千萬別用插管、電擊、CPR 什麼有的沒的拖延死亡，讓我死去活來的多受罪。」

可是安爸大姊把安媽媽狠削了一頓：「妳存心觸哪門子霉頭？刀還沒開，結果還不知道，就要老公交代什麼？天底下有妳這種當人家老婆的嗎？」

病理報告是最惡性的腦瘤，存活大概是一年到一年半之間吧！術後看似腦瘤有所停損，安爸的意識及功能卻愈來愈差，幾乎是整天臥床，偶爾坐坐輪椅。七八個月後，感染上肺炎，只好住院治療，肺炎治療一個禮拜卻都沒起色。安爸一發燒就奄奄一息，根本沒辦法起來活動，也不認得人，等於陷入長期臥床狀態。肺炎拖了一段時間，愈來愈嚴重，主治醫師提出了插呼吸管治療的建議。

安媽媽很猶豫，再三追問：「能不能想想別的辦法？不插管就把肺炎治好？」想到當初和安爸談到 DNR 時的交代，安媽媽就心疼不已。

「再不插管會危及生命了，治療肺炎，以常規來說，插管是比較容易成功的。」

　　「問題是插管上去，之後萬一撤不下來怎麼辦？」安國偉直截了當問醫師。

　　「這是肺炎，又不是絕症，為什麼不給機會拚拚看？」醫師停了一下，很誠懇的說：「若是安老先生因腦瘤惡化而必須插管，我當然不會建議。可是現在情況不一樣，萬一你父親死於肺炎，而不是腦瘤，我心裡會很不安。腦瘤雖然已經是無法痊癒了，但肺炎是可以拚一下，治得好的。真的不要插嗎？連試都不試就要放棄嗎？」

　　「插管上去，肺炎治療只要有進步，一定能拔得掉嗎？」

　　「如果現在不插管，因肺炎而死掉的機會相對高許多。」醫師的說明，讓安家母子為難極了。

　　「已經看到生命盡頭的病人，腦癌末期是死，肺炎也是死，最後死於什麼疾病，有差嗎？腦癌的病人，就一定要死於腦癌嗎？」安媽媽喃喃自問。

　　「我媽說得沒錯呀，人是一個整體，有腎臟病的人，一定是死於腎臟病嗎？有可能死於感染，也有可能死於多重器官衰竭，不是嗎？」

　　「我知道你們捨不得安老先生多受苦。」醫師幫想了個主意：「如果你們同意插管，我會用藥減輕他的痛苦，如果

病人肺炎治療有進步，我們就盡快把管子拔掉。」

決定插管後，安爸轉進加護病房治療，病情卻在原地踏步，而且一直處於昏迷狀態，自主呼吸能力，始終沒達到可以拔管的程度，醫師更是不敢撤除。安爸情況持續不樂觀，病情逼到不得不做氣管切開術了。

安媽媽氣急敗壞反彈：「當初醫師你口口聲聲判斷有機會，極力主張我們要同意插管，結果呢？不但如今管子拔不掉，還要再做氣切？我已經犯一次錯誤決策了，一定不要再犯第二次，我再也不要一步一步的去凌遲我先生了。」

母子商量後，安國偉告訴醫師：「我們決定要離開加護病房。」

「要轉呼吸照護病房嗎？」主治醫師小心翼翼試探。

安媽媽很果決的搖頭：「要回普通病房。」

戴著呼吸器，安爸拖了三個多禮拜後，往生了。

在南下參加安爸喪禮時，安國偉很矛盾的問我：「堅叔，如果我爸當初沒插管，或許沒辦法多活這兩個多月，但起碼不會進加護病房一個月，我真的不知道，多這兩個多月的日子，對我爸來說，我們的決定是對還是錯？雖然他人都走了，可是我們非常不安。」

「這種決策連醫師都是天人交戰，何況是家人，真的不容易，難為你們了。」我說。

「我很自責，答應了我先生，卻沒挺他到最後。」安媽媽一開口眼淚直掉：「相信了醫師的判斷，以為插管之後肺炎會轉好，頂多等個三五天就可以離開加護病房，但錯誤的決定，不但讓他多受苦，還佔用了人家四個禮拜的加護病房；很過意不去啊！對一個已經看到生命盡頭的病人，死於腦癌或死於肺炎，有什麼差別？有那麼重要嗎？」

「對醫師來說，當然重要。」我實話實說：「照醫療常規來說，這位醫師或許認為，安爸不應該在這時候死於肺炎；而且照醫療常規，病情走到這裡，是要插管的。」

「如果發現插管不行，就氣切？氣切再不行，難道還要搬出葉克膜？」安爸老姊姊有些動怒。

「那倒不會，因為於事無補。」我嘆口氣：「到這種地步，不插管的話，醫師會很猶豫。插了管，起碼在醫療常規來看，醫師也才不會被批評。」

「你的意思是說，醫師通常不看這個病人的整體評估，覺得肺炎可醫，為什麼不醫不插管是嗎？醫師怎麼可以不考慮這這個病人，現在的真正體能狀況是什麼？經不經得起這

樣多的折騰？」安爸的大舅子憤憤不平。

安媽媽看著安爸遺照：「後來，我們之所以決定不再做氣切，是希望他不要多受苦，讓出加護病房的床，救有希望恢復健康的病人，讓我先生到普通病房，多陪陪他，順其自然過去；是我最後能幫他做的補償決定了。」

「這不正是最明智的決策嗎？死之前也多救了幾條命！」我安慰著安媽。

回程路上，我一直在思索，如果我是那位醫師，我會怎麼做？

醫師如果判斷這位病人沒到生命末期，肺炎若要插管，當然非插不可，當然得救！可是安爸當初想先簽 DNR 意願書，就是為了不要多餘治療，不要插管，結果還是被插著氣管內管往生……

一個腦癌末期病人的心願，在這種意外狀況下，還算數嗎？還要被尊重、遵守嗎？

很多慢性病人拖到最後，通常死於肺炎、尿道炎等等的各種感染，那是不是一定要插上管子之後，才能死呢？

這樣對主治醫師來說，會比較有「我能做的都做了」的心安嗎？

高鐵車窗外，華燈初上，我的心思，和高鐵一起奔馳在
夜色中，怎麼尋找不到答案呢？

十八簽

　　錢大元看著手上這張依民國 100 年 1 月 26 日，<u>安寧緩和醫療條例</u>新修規定，錢家祖孫已成年的人，三代十八個人共同簽署的「撤除心肺復甦術同意書」心中百感交集。

　　操勞了一輩子，乾瘦的母親，在物資匱乏的年代，任何她認為是營養的、好吃的，都先餵給八個孩子。這一生從來沒有胖過，可是這次病危轉進加護病房後，點滴加各種輸液，日以繼夜的打，腎衰竭不能排尿了，讓錢媽媽看似發胖的越來越腫。

　　守在加護病房外，聽到別床家屬哭訴，越接近臨終，病人各種慘不忍睹。錢大元很掙扎，媽媽六年前已經中風臥床不起，神智不是很清楚，但八個兒女和外傭，一起把她照顧得很好。

　　這回再次顱內出血，雖然出血量不大，對整個大腦功能

來說，是雪上加霜。隔沒幾天，錢媽媽併發肺炎和多重器官衰竭，身上插的管子更多了。么妹進加護病房探望時，錢媽緩緩睜開眼睛，痛苦不堪的搖著手，老淚滾滾。

「拔管吧！我受不了媽媽的眼神，她都病成這樣了，兩手都在打針，連抬都抬不起來，她還使勁拚命搖、眼淚一直流，氣切的嗚嗚聲，母女連心，我好痛啊，別再凌遲媽媽了，她用盡一輩子的愛保護照顧我們，我們怎麼可以在她最後的日子，這樣報答她？」一出病房，么妹就哭求哥哥姊姊們。

「大哥你做決定吧，我也不忍心媽變成這樣，我們到底是在救她？還是在讓她不得善終？」

「別想我會簽字，救不活媽媽，責任在醫師，是醫師無能、我幹嘛要替醫師擔這個罪？簽字拔管等於要自己動手害死媽媽，休想！」二哥搥著牆反對。

「我也不要親筆簽字拔管。」錢家三姊掩面哭泣：「我會一輩子對媽媽愧疚悔恨、良心不安！」

見過最疼最寵的小老么後，不管哪個兒女或孫子輩，進去加護病房看錢媽媽，她都不開眼、不回應、不理睬。問護士小姐：「我媽不認人了嗎？」

　　護士小姐欲言又止：「我們去照顧她時，叫她，她是有反應的。」

　　「我知道你們很兩難。」主治醫師跟錢大元談：「一方面擔心媽媽受苦、一方面又怕錯失救治的機會；實話說，錢媽媽的狀況，已經是極限了。」

　　錢大元兩手搓個不停，主治醫師拍拍他，邊勸：「你們放不下，我們自然是不會放手，錢媽媽，難好走。」

　　「以前家屬是不能要求撤除呼吸器的，所以不會有這樣的困境。」主治醫師語氣誠懇：「但是 2010 年 1 月修法後，經三代家屬共同簽署撤除心肺復甦術同意書、加兩位專業醫師背書、再經過醫院倫理委員會審核同意，撤除呼吸器是合法的。雖然過程繁複，你們要不要試試？」

　　「媽媽已經苦了一輩子，我怎麼可以讓她真的一路苦到底？我是大哥，我決定放手，投降了，不跟天爭了。」在護理站，錢大元想了好一會，痛下決定。

　　新法條規定，要病人三代成人子女、孫子女共同簽字；錢家算算共有十八個人。錢大元南來北往奔波，軟硬兼施、好話狠話說盡，花了一個禮拜，總算湊齊人數，趕在周五下午交給主治醫師。

　　終止或撤除心肺復甦術，按照規定，也得由二位醫師，診斷確定為「末期病人」，不論是實務或學理上，兩位專科醫師都同意錢奶奶是末期病人。接下來還得再等「該醫療機構之醫學倫理委員會審查通過後，予以終止或撤除心肺復甦術。」

　　錢家兒孫度分如年，都決定放手了，巴望著媽媽早日脫離苦海，當錢大元泣不成聲的告訴媽媽，兒孫簽字讓媽媽順其自然好走，兩三個禮拜以來，錢媽媽才又開眼看著兒子。

　　可是問題來了，醫院的倫理委員會，常規三個月才開一次會，什麼是安寧緩和醫療條例新修規定？沒人搞得清楚，為了幫這個 CASE 解套，一再聯絡、拜託倫理委員會委員們，請在下周一或二，懇請務必「機動性」要來開會。

　　好不容易敲定委員們，下周一下午開會的不流會人數，周一清晨，錢媽媽走了。

　　「明明是我家的事，是我媽媽的生死大事，為什麼要耗時間，等一群不相干的陌生人來做最後決定？通過這法條的人，既不將心比心、又不切實際，一條連醫界都有認為有待商榷的條款，憑什麼就這樣片面的自以為是立法、修法？」錢家兒女和親友恨透了這窒礙難行、裝模作樣的法條，算是

立法委員「趕業績」的傑作之一嗎？

　　錢大元念小一的孫子，拉著披麻帶孝的爺爺問：「可是
這種立法委員，不是你們大人自己選出來的嗎？」

家務事

雅妍的媽媽，在做八十大壽那天，當著所有親友面前宣佈：「活到八十歲，夠本了，從今以後的每一天，都是我多賺到的。」舉起小杯陳紹，一仰而盡：「大家都知道我一輩子，能自己解決的事絕不麻煩人，所以從壽衣到火化後的塔位，全都處理妥當了。」

「過生日、做大壽，別說這些吧！」雅妍大哥阻止媽媽說下去。

「有話當然要一次說清楚。」雅妍的媽媽指著五個兒女：「唯一要交代你們的事，我要死在家裡，斷氣也要斷在自己的床上，都給記住嘍！」

兩年後，雅妍的媽媽常犯不明原因的腹脹痛和排便習慣改變，到醫院檢查，沒想到報告出來是大腸癌，幸好發現得早，醫師建議先開刀，後續再做化放療。

「我不要！」雅妍的媽媽拒絕手術：「早死晚死都是死，我順其自然就好。」

「早期大腸癌預後都還好呀，這種家庭大事，依妳從小教我們的，少數服從多數，我們投票表決。」雅妍這招管用，五比一的一面倒，媽媽只好乖乖去開刀，後續治療大致上也還順利。

好景不長，一年後的追蹤，醫師告知兒女們：「癌細胞蔓延開了，多處轉移，需要趕快做化學治療控制。」雅妍媽媽拿出她親筆已簽好的 DNR 意願書，固執的拒絕任何治療；不管誰來好說歹說、威脅利誘都不妥協。由於當地醫院沒有安寧病房，雅妍媽媽只能住在一般內科病房做保守治療。

拒絕積極治療的雅妍媽媽，病情越來越惡化，譫妄開始發生：「昨天我看見你們爸爸來接我，外公外婆也一起來呢，他們看起來都沒什麼變，再見他們，真好哇！」

雅妍大哥謹記媽媽的交代，兄弟姊妹大夥商量後，想要帶媽媽回家。

「你媽媽生命跡象算穩定呀，只是有點譫妄，要這麼早帶回去嘍？帶回去要是拖上一陣子，你們處理得來嗎？」護士小姐反問。

雅妍大哥覺得不無道理：「那再看看吧。」

隔兩天深夜，雅妍媽媽血壓開始不穩，好心的護士小姐幫忙去叫值班醫師。只見值班醫師，呵欠連天，一臉不爽的出現。

「請問醫師，我們可以準備帶我媽回家了嗎？」

「你們不是有簽過 DNR 的家屬嗎？你媽繼續留在醫院也不搶救、也不幹嘛，要不要帶回家？什麼時候回家？那是你們的家務事好不好？你們自己決定。」

雅妍大哥一把拽住已經握起拳頭的二哥：「好，天一亮我們就自動出院。」

雅妍媽媽回到家，第一天，左鄰右舍、親友紛紛來看望，媽媽精神一振，病情似乎好轉，兒女們慶幸著；第二天、第三天，看來也不錯，能說能笑；第四天傍晚，媽媽開始喘起來，越喘越厲害，大哥趕忙請回小鎮上診所的醫師幫忙。

「還是送回大醫院急救吧，這種情形我幫不了。」診所醫師兩手一攤離開。

回大醫院？這下考倒這群兒女。

雅妍和小妹守在媽媽身邊，讓她半躺半坐靠著。

「送回大醫院？那不就要被又插、又電、又壓的搶救？

媽媽就是不要呀！」客廳中大哥情急下，說話好大聲。

「可是媽越來越喘怎麼辦？」

「送回大醫院，你沒聽見出院前的那個醫師說，媽簽過DNR，既不搶救也不能幹嘛，媽接下來要怎樣，是我們自己的家務事，家、務、事，干他們屁事，懶得鳥你！」

「都是你們兩個那麼衝動，也不多等等，換個醫師問問看，賭氣就把媽接回家，這下好了，把大家搞得不知道該怎麼辦才好！」

天蒙蒙亮了，架還沒吵完，兄弟姊妹間的陳年舊帳倒是掀翻了不少。

雅妍失魂落魄的走到客廳：「都別吵了，吵了一整夜，母子連心不懂嗎？媽媽全都聽進去了，她流著淚，走了，不再為難大家了。」

銷假回台北上班，雅妍感傷的跟我說：「堅叔，原以為自己在醫院當行政這麼多年，對生死是習慣的。我想連我媽自己，都認為把生死看得很開，很豁達的把後事都安排好了，沒想到事到臨頭，還是狀況不斷，連兒女都吵成一團。對死亡這件事，真是無從說起……」

大愛不是只有一種

　　五年前，記得有一位非常傑出的二十二歲大男孩，深夜做完實驗回家途中，被酒駕超速又闖紅燈的休旅車在校門口附近，撞飛掉落到對向車道。

　　車禍致命傷在極嚴重的顱內出血，這男孩在過馬路，頭上沒有任何的安全防護在；送到醫院時昏迷指數三分，兩側瞳孔放大，經急診急救後轉入加護病房。

　　這麼優秀的孩子，父母趕到醫院，爸爸整個人丟魂似的、媽媽全身發抖到說不出話來，隨後趕到的師長們忙著四處打電話，懇求動用最好的醫療團隊資源，盡所能救回這孩子。

　　在加護病房的家庭會議上，父母之外，男孩的高中導師、校長，大學的科系教授、主任都親自參與，整個氣氛低迷到令人喘不過氣。一場酒駕肇事的橫禍，重創了在座每一

個長輩殷殷栽培的心血與期望。

「病人生命中樞已經衰竭了。」主治醫師邊用電腦螢幕佐以解釋：「無自發性呼吸，且為不可逆，依實證醫學及過去的經驗，病人沒有存活的機會。」

「真的一點希望都沒有了嗎？」系主任好傷感。

「依照目前的醫學，如果給予基本的生命支持，大概七天左右，病人的心臟就會慢慢失去功能，必定會面臨死亡，我們建議這樣的病人應該考慮到善終，不應該替他做最後的急救，讓他走得平順一點。」

「醫生，務必請你們再仔細的評估，確定是不是真的一丁點機會都沒有？」大學教授懇求著。

主治醫師猶豫了一下，環視在場的每一位：「你放心，我們一定會仔細的評估。另外有一點，請你們也可以考慮，病人目前的狀況，除了腦部失去功能外，身上其他的器官如肝臟、腎臟、肺臟等，都還狀況良好，如果父母同意的話，有沒有考慮遺愛人間？」

讓人窒息的沉默之外，主治醫師感受到不友善、不諒解的眼光逼視而來。

男孩是獨生子，媽媽的心思，彷彿隨著噩耗發生，便再

也沒回神過；病榻旁，她一次次溫柔的撫摸著孩子腫脹瘀青的臉頰、輕輕搓揉孩子沒有知覺的手腳，在耳邊哄著加油打氣……醫護人員的話、家人的勸，她恍若未聞。

「確實沒有一點點可能了嗎？」傷心的教授掏出手帕擦眼睛。

男孩爸爸呆若木雞。

「你們非在這節骨眼提器官捐贈嗎？」高中導師語氣冰冷悲慟。

系主任拍拍爸爸的肩，淚水無聲的滑落了爸爸滿臉。

主治醫師硬著頭皮說：「基本上，我們會經過兩次嚴格的判定程序，來確定是否為『腦死』。請放心，兩位腦判專家會很仔細執行相關步驟，我也會在場。」

男孩媽媽眼光飄得好遠，自行輕柔的哼起一首大家耳熟能詳的搖籃曲，在場的護理人員忍不住掉淚，師長們紅了眼眶，男孩爸爸緊緊將妻子摟在懷裡，反問主治醫師：「你叫我怎麼跟孩子媽媽開這個口？」

第二天一大早，父母親來看孩子，媽媽一進病房，男孩爸爸直接先找我：「想了一夜，如果孩子能幫些人活下來，就捐吧；至於孩子媽媽，現在什麼都聽不進去，等將來有天

她清醒些了，她一向樂善好施，應該能諒解我這麼做的。」

當天傍晚，主治醫師告訴男孩爸爸：「經過兩次的判定，確定是『腦死』。既然您決定器官捐贈，我會做相關安排，並通知檢察官——」話還沒說完，男孩爸爸不停的搖頭又搖手。

「很抱歉，我岳父岳母、我自己高齡母親都不答應，對不起，我母親甚至以死威脅，只要我敢讓她孫子被摘了任何一個器官，她就敢陪孫子一起死，黃泉路上也要好好照顧他，我、決定不捐、不捐了。」

「你說我外孫生命中樞已經衰竭，無自發性呼吸，是不是呼吸器關掉，就可以放他好走？」白髮蒼蒼的外公搶著問。

「既然確定沒救了，我媽也希望不要讓孫子再受苦，要不是這幾天她哭昏了好幾回，起都起不了床，唉，她肯定天天都會來守著這心肝寶貝長孫。」男孩的叔叔邊說邊嘆氣。

一旁的總醫師，沒多想、順口便回：「關掉呼吸器？不行耶，這違反法律規定！」

「違反哪條法律規定？為什麼？」男孩叔叔說話大聲起來：「什麼意思？你們不是說，已經確定是『腦死』，還說是『不可逆』，既然都到這地步，為什麼還讓他拖時間多受

罪？」

「難道是因為我不捐器官了？」男孩爸爸跟著激動起來：「如果我們決定捐器官，你們恐怕態度也會大轉彎，全力配合家屬吧？」

「豈有此理！要我外孫捐器官，法律可以認定他死他就死？不捐器官，相同的病況，我外孫卻不可以算死？說來說去，你們的變通，就是為了要器官嘛！」

「這是天大的誤會！」主治醫師連忙辯解：「因為法律明定，若是器官捐贈，面對的是人體器官移植條例的規定，適用『腦死』為死亡的規定。若沒有執行器官捐贈，我們面對的是安寧緩和醫療條例，依現在的狀況，病人不算死亡，撤除呼吸器是違法的。」

「什麼似是而非的狗屁不通？能不能死，還要看肯不肯給利用價值？」男孩叔叔握起拳頭：「連腦死算不算死亡，也能有一國兩制的說法？」

主治醫師忙把一行人先安撫進小會議室。

半個鐘頭過去，老外公的仰天長嘆一聲比一聲淒涼。

「求求你們高抬貴手，饒了我兒子吧！」

「坦白直說好了，你們到底要怎樣於法有據，才可以放

我姪子一馬？」

「我們可以準備帶他回家嗎？」老外公沙啞的問。

「可以，這樣好嗎？」主治醫師看看錶，都晚上快九點了：「從現在開始，到回家前，如果弟弟心臟突然停止，就不要幫他再做任何急救好不好？」

男孩爸爸點頭答應，簽署了 DNR 同意書。

剛巡完病房，進門的總醫師忍不住再次詢問：「要不要再考慮看看，做器官捐贈？遺愛人間？」

男孩外公猛然起身，崩潰的指著總醫師：「不是只有捐器官，才算做好事、才是有愛心好不好？我們簽了 DNR 同意書，把孩子帶回家，讓出這張病床給需要的人，不也可以多救一個人，不是嗎？」

對於這個案例我的看法是：

急性創傷中，家屬對病人的難以割捨，家屬的撕心裂肺之痛，理所當然必須被尊重與體諒：不是只有器官捐贈，才是有愛、才算行善；讓出一張加護病房的床，給其他需要的人，不也應該算是大愛的另一種表現嗎？

台灣近十年來捐贈的個案數從一百五十人次左右，增加到兩百人次出頭，跟國外比相對少了許多，顯然目前國人對

於器官捐贈的想法尚未普遍。

　　器官捐贈意願也好，簽署 DNR 意願書也好，如果當事人自己，有心有意願，請登錄健保卡之外，也先和家人溝通表達清楚，不要萬一哪天有突發狀況，讓至親備受煎熬。

　　「器官捐贈」在生命末期是重要的議題，國外專家的共識，也呼籲原照護團隊應該負起器官勸募的責任，但是特別要注意一點：在生命末期談器官捐贈，請站在病人與家屬的立場談，主要的目的是爲了病人或家屬靈性的需求，使其生命更有意義的昇華，或許病人曾經有這樣的心願，或許家屬希望病人的生命可以發光發亮，醫療團隊應該協助他們達成心願。

什麼人會告你

　　曾老先生，是等待心肺移植的肺動脈高壓病人，他知道以國內捐贈器官的風氣來說，機會很低，所以事先自己簽了DNR意願書。曾老先生特別交代妻兒：「如果等不到，病情變壞要插管了，就放棄、算了、不再等了。」

　　一段時間等待後，狀況果然惡化到要插管的程度，因為曾老先生事先簽過DNR意願書，家屬和醫療團隊覺得應該遵照老先生的意思，讓他在普通病房順其自然，接受安寧緩和照護。

　　曾老先生哥哥的兒子，是家族中學歷最高的、又是知名大學教授，他講話不但份量舉足輕重，連長輩也都以他的意見馬首是瞻。在探望過曾老先生後，發表高論：「阿叔久病下簽的DNR意願書，你們也當真？如果這家醫院，不給阿叔插管、氣切、裝葉克膜搶救，就告他們！」

　　主治醫師正想解釋病人自己的選擇應該被尊重，這位名教授蠻橫揮著手：「葉克膜不裝百分之百會死，裝了不管會活的機率是多少？就是該試。這是身為病人的權利，你們給我裝就是了。」然後高抬四十五度下巴，揚長而去。

　　護士長問主治醫師：「病人都簽DNR了，家屬也同意他做安寧照護，不是應該尊重病人的意志嗎？插管都不要了，為什麼還要氣切？還要裝葉克膜？」

　　主治醫師苦惱了半天，想了又想：「算了，沒看見人家大教授多趾高氣昂下指導棋嗎？就做吧！」

　　眼看病人插管後，血壓仍然繼續下降，病人已經陷入昏迷，主治醫師最後還是決定要幫曾老先生裝上葉克膜。住院醫師和護理人員，個個大眼瞪小眼，主治醫師語重心長歎著氣：「活人才會告我們、死人不會告；家屬喜歡就好，只要不被健保核扣，做就是了！」

　　有個白目實習醫師，跑去問曾老先生的兒媳婦：「不是都決定好了嗎？怎麼會變這樣？」

　　曾老先生兒媳婦很理直氣壯回答：「堂哥說得對，用葉克膜很貴，如果要我們自己出錢，那當然就省了，可是阿爸現在病情，跟符合裝葉克膜的條件，有一點點搭上邊，雖然

裝葉克膜存活機會不大，可是又不要我們自己出錢，不裝白不裝，總是要拚一下。說不定這樣親戚朋友還會說，孝順喔，連葉克膜都拿來拚了！這樣也比較好交代，不是嗎？要不是堂哥是有名大教授，懂得說要用告的，你們也不會幫我們裝葉克膜對不對？」

實習醫師還想再說，被匆匆趕來的護理長拉走。回到護理站，實習醫師不懂：「如果有檢察官因此提起公訴的話，醫師違反醫病之間的委託關係，病人都已事先寫好 DNR 意願書，而醫師卻違反他的意志，醫師難道不會被告嗎？」

曾老先生被強迫裝上葉克膜之後甦醒過來，非常激動，即使被牢牢約束綁在床上，還是用力拍打床鋪，不斷掙扎。只是嘴巴被插了管子，無法說話，但是憤恨的眼神，卻讓照護他的醫護人員非常不自在。

幾天後曾老先生開始四肢一截一截的發黑，管子不斷冒出血來，家屬每進一次加護病房，就離病床越站越遠。雖然沒說什麼，該也後悔聽信了那位大教授的高論吧？把老先生折騰成這樣，於心何忍？兩星期後曾老先生還是往生了，死的時候不但四肢、連胸腹部，全都一起黑掉了。

「基本上──」實習醫師無限感慨：「弱勢註定會被人

欺，當一個人變成雙重弱勢的時候——」

「弱勢已經滿可憐了，還有什麼雙重弱勢？」一旁護士小姐聽不懂。

「臨終的末期病人，弱不弱勢？」護士點頭同意。

「病人之前都預立的醫囑，不要插管，也簽好了DNR意願書，可是當他病重垂危，連捍衛自己意願的力氣都沒時，誰還尊重？還鳥他的意願是什麼啊？活人愛面子、貪名聲，會動輒威脅要告人；可是臨終病人死就死了，死前儘管被折磨，既不會喊冤也沒法告你，這樣不是雙重弱勢嗎？」實習醫師好感慨。

護理長想到氣也上來：「普通家屬對葉克膜不了解而過度期待，還情有可原，可是這教授太過分了，台灣一年有一千多人使用葉克膜，健保花費近十億，他明知裝也白搭，還來裝腔作勢，亂什麼亂啊！」

到護理站櫃台辦事的歐里桑，忍不住搭腔：「可是只要不出我的錢，健保要付，管它有沒有用，當然也要拿來拚個機會看看呀，這也算繳健保費的繳費千日、當用一時吧！」

實習醫師想到：「以病人為中心」、「以病人利益為最大考量」……等等老師們在醫學倫理的叮嚀與告誡，言猶在

耳，可是面對緊張的醫病關係與現實壓力，心裡覺得頂頂悲哀：「醫療的價值觀，到底是什麼？」

爲什麼都不見了

　　不過是清晨下了場大雨，上班一路上交通狀況眞多，以至於一到醫院，就直接趕到門診先看病人。

　　下午才跨進病房，護理長忙拉住我：「昨天簽了 DNR 的 C 床陳媽媽，一上午都在找你，臉越來越臭，你要有心理準備哦！」

　　人還沒來得及到 C 床邊，陳媽媽先衝過來攔：「黃醫師，是昨天要我 DNR 簽一簽，今天就很現實，把我孩子能省就省的，丟著不管了？」

　　「怎麼會呢？我早上沒過來是有門診啦。」

　　「我不是說這個，我問你，爲什麼今天一早我孩子就少給藥又少打針？」

　　「啊、不好意思，是我忘了跟妳解釋，減少點滴是怕水份太多，弟弟會因爲排尿功能不好，臉和身體會越來越腫；

另外少給的那兩顆藥，是因為藥性增加腎臟負擔，會讓弟弟更不舒服。」

　　簽完 DNR 的家屬，家族間要達成共識，已經是打了一場辛苦硬仗，即便是定案了，閒言冷語還是不斷，攪得簽署人日夜不安，唯恐是自己是「無知」的讓醫師給「拐」了。

　　「陳媽媽妳安心，簽了 DNR，為顧及病人舒適，在有所為和有所不為上，我會幫忙調整，我會幫弟弟量身訂做適合他的後續醫療，看看怎麼調整，會對他是最好的、最舒適的。」

　　「例如？」陳媽媽毫不放鬆，來勢洶洶逼問。即便是救不回的孩子了，媽媽的天性，讓她依舊盡心盡力的捍衛著自己的心肝寶貝。

　　「減少鼻胃管餵食，是因為弟弟消化功能很微弱了，東西進去堵在那邊，弟弟更難受，拿掉中心靜脈導管、動脈導管，是讓弟弟輕鬆些。這些在常規照護上，都是一定要用的，但現在，我們的共識，是在醫療極限後，怎麼做對弟弟來說，是讓弟弟舒服、盡量不痛苦，對嗎？」

　　陳媽媽含淚點頭。

　　「所以我撤掉、或減少的，都是造成弟弟負擔和不舒服

的東西,是我比較不好意思,沒跟妳講清楚,讓妳操心了。」

早年,剛開始接觸 DNR 的時候,大家都在摸索,沒有老師或學長能明確告訴大家,該怎麼一步步的做?法律規定明擺在那裡,大家都看得到,但是病人家屬,很人性化的喜怒哀樂、恩怨情仇,卻是超出想像的複雜。

在一次次顧此失彼的教訓中,慢慢了解到在簽完 DNR 後,家屬的疑慮一樣很多很深,心理建設依然脆弱,不堪閒言冷語隨便一擊。如果醫療團隊沒盡量想辦法幫忙解套,這樣的傷害,對家屬來說,還是會糾纏一輩子都難以釋懷的。

簽完 DNR,醫療團隊在做法執行上,並沒有放棄病人,只是換一個讓病人舒適和有尊嚴的照顧方式。但「以為家屬會懂」的疏忽,沒事先和家屬講清楚,真的會有所誤會。人嘛,總有相同心思,就算簽了 DNR,對於死裡逃生的奇蹟,家屬一樣是期盼,或許可能,也是會發生的。

不正常的數值

　　一大早走進加護病房護理站，就聽見資深護理師與住院醫師在大聲的爭辯。

　　住院醫師火氣很大：「我告訴妳，不是簽了 DNR 就什麼都不做，醫生是要有基本的倫理概念。」

　　護理師毫不客氣的頂回去：「可是，你這些醫囑對病人一點幫忙都沒有，為什麼要病人走得那麼辛苦呢？」

　　我趕過去查問究竟，護理師又惱又委屈：「報告主任，第三床張先生已經是腦死的病人，前天他兒子就已經簽署了 DNR，早上抽血血鈉的數值 163（正常值應是 140 左右），林醫師堅持要我們把血鈉降到正常值，病人即將死亡，這些多餘的治療，算不算是無效醫療？」

　　林醫師很不服氣：「老師，在 DNR 的規定裡面，只說明病人死的時候不要做體外按壓，也不要做電擊……並沒有

要我們其他事情都不要做呀，我認為矯正不正常的數值，本來就是醫生的責任。」

我先給護理師一個安撫的眼色；拍拍身邊空座位，要林醫師先坐下來：「簽了DNR，的確不代表什麼都不用做。」

林醫師聽我這麼一說，回頭忙告訴護理師：「老師也贊同我的想法。老師，血鈉應該要矯正對不對？」

到底是資深護理師，有十足的工作默契，雖在一步之遙忙著備藥，卻也懶得多做回應。

「血鈉要不要矯正，待會再說，到底是誰去抽血？家屬已經簽署DNR，病人也即將死亡，抽血的結果一定是不正常的。依照我們的醫療常規，矯正不正常的數值，是基本動作沒錯，可是對於即將死亡的病人，可能就是無效醫療。所以抽血的行為，很容易讓大家陷入困境。」我接著問林醫師：「你想把血鈉矯正到什麼樣的狀況？」

林醫師想都不想：「至少低於145吧。」

我接著問：「實務上要怎麼做？」

林醫師稍微計算了一下：「大概要補充2500cc的5%葡萄糖水。」

「然後呢？你預計病人會有什麼變化？」

「血納應該可以接近正常吧。」他開始隱約覺得有些不妥了。

「血糖呢？」

林醫師緊張了：「我忘了那血糖也會升高，所以每瓶 5% 葡萄糖水要加 6 個單位的胰島素。這樣子血糖跟血鈉應該都正常了。」

「病人現在腎臟功能不好，打完葡萄糖水之後，會如何？」

「會水腫。」

「那你覺得，他兒子突然看到父親腫了三四公斤，會有什麼反應？」

「他一定會很生氣。」林醫師聲音變小了。

「前天我們跟張老先生的兒子在談 DNR 時，記不記得他兒子特別交代，父親很怕痛，請我們好好照顧父親最後一程，不要讓他有多餘的痛苦，我們還特別請他放心，你記得嗎？」

林醫師低著頭，點了點。

「如果他兒子質問你，我父親都快死了，為什麼你們還要幫他抽血檢查？又用一堆針劑，你要如何回答他的問

題？」

　　林醫師緊張的抓抓頭：「我會跟他兒子說，其實抽血的目的，是想要知道張老先生嚴重的程度到哪了。」

　　「所以呢？」

　　「老師，講了半天，血鈉高達 163，到底要不要處理啊？」

　　其實這些類似的問題，每天都在我們病房中發生，如果我們沒有很正確的以病人和家屬，為中心的思考模式，就會不斷的碰到這樣的困境。

　　說真的，血鈉不正常，是腦死病人一定會產生的現象；照理說，家屬簽署 DNR，我們評估病人即將死亡之後，像抽血、照 X 光，甚至人工水分與營養 …… 等，這些會增加病人負擔的不舒服，或者是會影響病人善終的治療，是可以停止的。

　　「因為我們照護臨終病人的目標，是舒適與尊嚴。」我再次提醒。

　　「老師，你這麼一說明，我是了解。可是看到數值不正常，而不去處理，總是覺得怪怪的。」又是一個被課堂教育和臨床實務，有所矛盾弄昏頭的新手醫師！

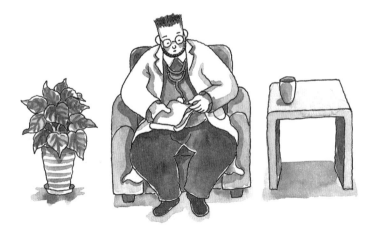

　　在台灣，近年來，每一年死亡人數約是十四萬人上下，因癌症身故的，大概是三萬九千人左右，其中有部分的病人與家屬於死亡過程中受到安寧的照護。近年來由於共同照護的推廣以及 2009 年 9 月健保宣佈非癌症八大疾病納入安寧給付，至此安寧療護進入另一個里程碑。

　　2010 年 7 月，根據新加坡慈善組織「連氏基金會」（Lien Foundation）委託的生命末期照護「死亡品質」（quality of death）指數調查，台灣在全球四十個受調查國家裡排名第十四，亞洲排名第一，縱使如此，我們還是有許多有待改善的空間。

　　事實上只要是在醫院往生的病人，不分疾病，都應該要得到很好的安寧照護；但如果只把這樣的照顧，侷限在安寧病房，那就好像在醫院裡，病人想要安寧死，就得全部到安寧病房去。

　　如此一來全台灣安寧病床，一定是不夠用的。如果我們能夠跳脫狹義的安寧病房概念，應該變成整個醫院都有辦法做好生命末期照護，因為這是一個基本動作！

　　每一個醫生要學會急救，也應該要學會死亡照護。

絕大部份的醫生對於高品質的死亡照護不熟悉，尤其是，應該何時啓動生命末期議題的討論、如何討論以及如何開口談死亡，常常採取迴避的態度，以至於病人或家屬無法在訊息透明之下，做出最好的決策。甚至有醫生認爲安寧照護的概念，違背醫生救人的天職，以至於面臨生死決策時往往顧生不顧死，有「搶救到底」的計畫，卻沒有「放手」的智慧。

生命末期照護的實務上，常常會面臨法律及倫理的困境，尤其在「撤除」的議題方面，無論是醫療團隊或者是家屬均有許多的困擾。安寧緩和醫療條例於 2011 年 1 月第二次修法，最大的意義在於經由一定的法定程序，家屬可以決定撤除原來使用之維生系統如呼吸器、強心劑……等。

讓自己未簽署 DNR 意願書者，在全體家屬（包括配偶、成年子女、成年孫子女及父母）共同簽署撤除同意書，再經過醫院的醫學倫理委員會審查通過後，可以中止該無效醫療。但是此法立意雖佳，實務上執行困難，時效上往往緩不濟急，反而讓病人及家屬多受痛苦折磨。其實一旦面臨「困境」，最好的解決方法就是坐

下來好好的「溝通」，在以病人的最大利益為前提之下來達成共識，如此才能生死兩相安。

加護病房是「搶救生命的單位」，但是無法接受死亡的醫生，卻讓加護病房，變成是「往生室的前哨站」！一看明明就已經是末期的病人大限將至，還往加護病房推，而不去捫心自問這樣做是對的嗎？

是在真正的救病人能「起死回生」呢？還是在做「無效醫療」？除了影響死亡照護品質之外，真正可怕的是「排擠」效應。沒有人希望，當自己迫切須要醫療救治的時候，卻因某些醫生的「執著」，佔用醫療資源做「無效醫療」，而排擠掉真正還能被救起來的病人，這樣「排擠效應」你認同嗎？

如果一個醫生，沒有生命末期概念，不了解死亡照護的重要性，就不會去跟家屬談：「病人需要的不是進加護病房去多受苦受罪，而是如何幫他最後一程走得舒適與尊嚴。」

面對病人死亡，通常醫護人員的職業「心結」，比家屬還深、還打不開。善終是人權之一，還有很大的努力空間，須要醫病之間一起嘗試，總是要先有人「勇

敢」、「大無畏」的跨出那一步，不是嗎？

　　人的出生，自己作不了主，如果可以有所選擇，走得有尊嚴些，為什麼要避之不談呢？逃避問題不等於問題不會發生，只是看到時，為難到的是誰而已！

第二章

晚霞

天空心情好的時候，晚霞是彩色的；

天空心情壞的時候，晚霞只想，輕輕哼首自己的歌……

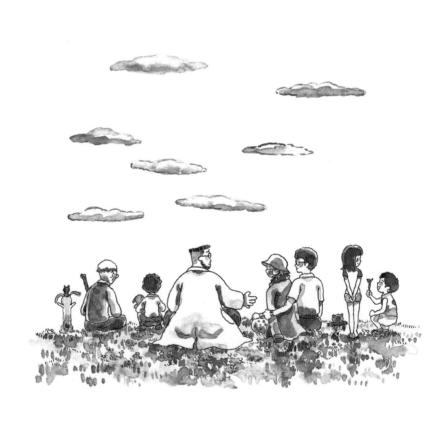

遊子

　　我和丁伊傑，小一小二同班，然後從國小、國中、高中一路同校，上台大後他念電機，我學醫。和伊傑一起長大，所以跟他爸媽、小弟伊偉也很熟。

　　伊傑退伍後赴美深造，拿了雙博士學位，找到很好的工作，便在美娶妻生兒育女，長住美國。丁爸丁媽退休後，每年總有兩三個月在洛杉磯含飴弄孫；伊傑從小就是父母的驕傲，特別是丁爸對兩兄弟的明顯偏心，有時連我都忍不住幫伊偉抱不平。

　　2009 年夏天，丁爸赴美在返台前一夜，語重心長說：「這是我最後一次來看你們，你媽一再小中風，行動不方便出遠門了。而我來你這之前，到醫院做胰臟癌追蹤檢查，醫師跟我說，有復發跡像——」

　　「爸你別再說了，你們不方便來，我會抽空帶孩子回去

看你們。你和媽如果身體不舒服，就近直接找黃勝堅，這麼多年來，我都拜託這好哥們，他也一直很照顧你們，其他的，別再東想西想了，明天要飛長途，早點睡吧！」

那年夏末秋初，一天臨睡前接到伊傑從美國打來的電話，語氣滿是憂愁。

「是你爸媽發生什麼事嗎？」

「上個月，我爸返台前，突然跟我說，如果得知他怎樣了，不用著急，慢慢回來不要緊，還有，他打算樹葬，交代後事似的。我聽了覺得好傷感，就岔開話題不讓他講下去。」

「丁爸願意跟你談這種事很正面呀，你該聽聽他想法的。」

「所以我才越想越後悔呀，我爸一定考慮了很久，才會找我說這些，起碼我也該聽他當面把話說完……」

接下來一個多鐘頭越洋電話，伊傑提起爸媽從小栽培的往事，越說越難過，哭了起來：「他們當初一定沒想到，望子成龍後，反倒是天涯海角，老來病痛纏身，還要靠你們這些朋友幫忙照應。如果、如果我爸媽萬一怎麼樣了，你可不可以幫我、幫我跟他們——」伊傑吞吞吐吐說不下去。

「什麼意思？你是要我幫你跟他們問什麼？還是說什麼？」

「我想盡早知道我爸對他自己有什麼想法，畢竟他也癌症末期了。」

「幫你跟丁爸談這些，我沒問題啊，問題是你要顧慮父母的感受，自己回來一趟吧，我陪你一起談就是了。」

趁著耶誕年假，伊傑攜家帶眷回來，在丁爸最喜歡的揚州館子，宴請父母和伊偉一家，伊傑刻意先和我套好招，然後要我列席作陪，見機行事。

席間丁爸丁媽自生病以來，難得這麼開懷，加上兒孫都在跟前，眼睛都笑瞇了。伊傑三不五時丟眼神給我，可是氣氛這麼歡樂融融，怎麼開口談生呀死的？再美味的佳餚，入我嘴都如同嚼蠟。

「想當年，沒生病之前，兩三瓶陳年高粱，都醉不倒我，現在，不行嘍，只能望著這一小杯高粱興嘆，聞聞香、啜一小口、啜一小口，人一老一病，萬事皆休啊！」

伊傑迫不及待在桌下踢我。

「丁伯伯，上次手術後進加護病房，好像因為氣胸併發症，有插管是吧？」

「是呀，那可難受到極點，這輩子，我有生之年，別再用這玩意兒折騰我，正好你們都在，我可是很正經、清楚的交代你們。」丁媽一直扯丁爸，要他別再說。

「我都癌末四期了，這是早晚的事情，我都不在乎，你們忌諱什麼？」

「可是萬一碰上，急救不插管好嗎？」不怪伊偉很擔心，萬一丁爸發生什麼事，伊傑人在千里外，要拿主意做決斷的是伊偉。

「插管是急救選項之一，但丁伯伯有肺部轉移了，即便是插管，效果也是不好，再說以現在醫院的維生系統，呼吸管一插上去了，要延長死亡過程不難，可以拖上好一陣子的。」

「我八十幾，訃聞都可以發紅帖了，人誰不死？時間到了就走人，我絕不要在醫院裡拖拖拉拉。」

看見伊傑拭淚，丁爸說：「上次我去美國看你，回來前一晚本來就要跟你說清楚，是你不想聽、不跟我談的。今天大家都在，黃勝堅也不是外人，把心事攤開來講，我反而放下心裡的大石頭。」

「你呀──」丁爸指著伊傑：「我和你媽都沒體力再去

美國看你們了，如果能夠，多讓孫子回來幾趟吧，學學中文、講講台語都好，這裡總是家鄉總是你的根嘛，我跟你媽，能多看你們一次算一次嘍！」

「至於黃勝堅吶，我到時候還是得要麻煩你。」丁爸直直盯著我：「時候到了，該放，就放我走，我趁這會兒，也跟他們兄弟倆都敞開說清楚了。」丁爸摟摟哭得一把眼淚一把鼻涕的丁媽：「老婆大人，我就不再插管什麼的，妳不會有意見對吧？這輩子，世上就妳最懂我心思了。」

「丁伯伯既然和家人都有共識，那是不是找機會，把DNR 意願書先簽了，到時我們大家可以於法有據的尊重您的心意。」

「不要說了，不要再說了！」伊傑趴在桌上放聲大哭。

我嚇一跳：「別這樣呀，你不是很有心想知道你爸的想法嗎？想成全你爸心願嗎？不要你爸遺憾嗎？」

「孩子啊！」丁爸撫摸著伊傑的頭：「我跟你媽懂你是捨不得、是愛我們的，人生嘛，不過就是來走趟春夏秋冬，我很欣慰，這一生，有你們兩個好兒子，這幾年，辛苦伊偉了。」

「爸？」伊偉錯愕的看著丁爸：「你剛、是在說我嗎？」

　　從小一直在資優哥哥陰影下的伊偉，自卑讓他認命、安份不爭的守己，現在是公車司機的伊偉，一定沒想到有一天，他在爸爸的心中，是可以和哥哥平起平坐的。

　　「伊偉謝謝你，謝謝美英，謝謝你們夫妻，一直擔著照顧爸媽的責任，我不知道該怎麼──」

　　「哥，誰叫我們是同胞親兄弟嘛！」伊偉起身緊緊擁抱著伊傑。

　　這下席間老老小小，所有人擦眼淚的擦眼淚、擤鼻涕的擤鼻涕、連我，心也好酸。

姊姊

　　芳明的姊姊，3 月 17 那天起，就有流感的症狀，一直咳嗽、發燒，在小診所處置一直沒有緩解。23 號晚上約六點鐘發病進急診，三個小時後轉送到芳明任職的醫院，24 號凌晨，經核磁共振檢查，芳明就強烈懷疑這是一個流感併重症腦炎。

　　像姊姊這樣四十幾歲的病人算年輕，重要的處置就是要趕快幫她做復甦，趕快把生命跡象先穩定住。好在不到二十四小時，本身是資深外科加護病房主任的芳明，就把姊姊的生命跡象暫時穩定住了。

　　台灣的流感併重症腦炎的病人不多，芳明採用國外最新的實證醫學經驗去治療姊姊，但是在發病三十六小時後，從核磁共振檢查，可以明顯看出橋腦有大片的出血。看到這樣的出血，芳明幾乎是萬念俱灰，因為醫學實證經驗，腦幹大

片的出血是很不好的，於是芳明打電話給我。

面對自己的親姊姊病危，芳明的壓力可想而知，我去看了顱內超音波，看完後認為大腦的循環是 OK 的，橋腦的確是傷重，我建議他：「先幫姊姊維持好沒有受傷部份的功能，其他的事以後再看看。」

其實在那段時間，姊姊腦壓起起伏伏，整個的病程變化詭譎，生命跡象十分不穩定，芳明甚至考慮到要和姊夫談 DNR 的可能性。

芳明和我都清楚的知道，不論是姊姊或任何一個病人，如果救得回來，沒有理由會去放棄，但是如果是救不回來的，我們也沒有必要，再讓她去有任何的折騰，所以面對這樣一個局面，芳明當然會很徬徨。

我跟芳明解釋：「從顱內超音波，我們可以確認大腦的血流是 OK 的，至少在這個階段，還不須要考慮往 DNR 方向去走。」但是 DNR 的選項，是有在芳明的心中做了以防萬一的備案。

醫療團隊都覺得姊姊應該不會醒，但我認為，並沒有醫學實證說明姊姊不會醒的狀況下，值得拚看看的。姊姊真的運氣很好，芳明天天自己幫她掃顱內超音波，悉心觀察用

藥，二十二天一路過關，就是關關難過關關過的那種病人，姊姊奇蹟似的醒了，然後手腳會動了，此後一直進步到現在可以藉由輔具站立。

我覺得芳明的姊姊只能當一個特例，不能當一個通則，因為 2011 年多例重症流感併發腦炎，到目前還沒有聽到有人活的。如今芳明的姊姊溝通上沒問題，但橋腦是一個神經傳導中樞，等於說本來是一百條纜線去承受通訊的任務，現在是三十條條去承受。目前吞嚥還沒有完全恢復，還有鼻胃管，也因為氣切目前也還不能說話。我預估應該有機會半年內可以行走，但要走得好，也許要到一年以後。至於開車、跑步這些事，須要藉由訓練達成的，都需要更長時間去恢復。

這次讓芳明更加深刻體會到，以前當他告訴家屬：「假設我全力搶救下來的結果是植物人，你們能不能接受？」當時家屬的心理掙扎。

芳明說：「家屬要如何要承擔這樣的一個責任或是經濟支出，是很掙扎的，急性悲傷的同時，還要快速想清楚日後現實生活上，整個負擔和照顧問題，是不是家屬能夠承受的？」

　　如果家屬說：「是植物人，我們全家都願意好好去照顧他。」那不是問題，可是如果家屬說：「我們真的有困難，家裡沒有辦法承擔一個植物人的長期照顧。」醫師就要去考慮這個病人，到底有多少把握可以「不是植物人」的搶救回來？這時家屬的態度就很重要。

　　身為一個急重症的醫師，必須要去坦白和家屬討論，病人可能發生從最好到最壞的狀況。以芳明的姊姊來說，扣掉健保給付，光是醫院基本自費大概是三十萬，還不包括其他的昂貴自費用藥。

　　比方說，病人在很嚴重的狀況下，水分沒有辦法很好留在血管裡面，必須使用自費的一些膠體溶液，那都是錢拿來當水打。以「免疫球蛋白」為例，打一次十萬，病人家屬必須要在一個小時內，決定要不要去用這個藥物？有多少家庭可以毫不考慮的跟醫師說：「會不會好沒關係，先打再說！」

　　事實上，即便在這種危急狀況，家屬也不見得相信醫師，願意「賭賭看」，一針十萬塊錢不是小數目，打完最後還不見得會好，還不見得會醒。這樣子拚重症，病人不確定的變化，依舊是難以掌控的。但是芳明一家人，是在沒有任何期待下，就做了這件事。

　　姐姐甦醒後，很多人都問芳明：「因為是你姊姊，特別拚，才會好的吧？」

　　芳明實話實說：「錯，因為有高度的家庭支持，不管是彼此分攤了龐大的自付額醫藥費，或是輪流幫忙看護，病人才會好，我們一起去面對這個難關，搶救和照顧姊姊。」

　　三月底，姊姊病重，那時芳明的壓力非常非常的大，在四月初，有一個從工地意外送到醫院來的病人，那一天是假日的晚上，芳明照例在醫院留到很晚，然後跟這位病人的家屬解釋病情。

　　芳明一說完，家屬很清楚的知道病人不會過關，病人媽媽就跟芳明表示：「如果真的不好，可能會考慮做器官捐贈。」

　　可是芳跟病人媽媽說：「因為受傷到現在，還沒有滿二十四小時，我覺得他的腦壓，還在我想努力的範圍內，請讓我再持續治療，明天早上，我們再看看病人的趨勢狀況再說吧！」

　　第二天早上，芳明去看病人的時候，他的腦壓已經破100 mmHg，在我教芳明的經驗，這個病人一定會死亡。芳明去幫病人測腦幹功能，的確是一個腦死的病人，最後家屬

幫病人做了器官捐贈的決定。

　　捐完器官後，在往生室，病人的媽媽從社工那邊知道芳明姊姊病重住院，她送了芳明一張自己親手畫的卡片，上面寫兩個字：信心！她告訴芳明：「在你至親病危的時候，謝謝你沒有輕率的處理我的孩子，謝謝你的悉心照顧。」這張卡片，讓芳明在當時無法自已的感動。

　　只要醫師是真心誠意的付出，病人或家屬的心，是雪亮的。有時看似醫師在照顧病人，但是當病人或家屬投以將心比心的回應時，就是給醫師最大的鼓舞與欣慰；任何一位好醫師，都請大家不吝鼓勵，因為醫師也是人，他也一樣須要打氣加油。

早知道

「病人洪美月家屬。」開刀房的醫師出來找人。

一個禿著頭，卻富態體面的中年男人，被幾個婦女一路又搥又打的給推過來。

「你是？」

「洪美月她先生啦！」

「我們已盡力搶救，病人狀況不好，先送病人進加護病房，再詳細說明好嗎？」

一個婦女哭出聲，其他的幾個哭的哭、對那中年男人罵的罵、打的打，護士小姐忍不住過來阻止：「不好意思，請安靜。」

送進加護病房，洪美月其實在拖時間而已。車禍把她高高撞飛，重重跌落，多處骨折、內臟破裂出血、電腦斷層出來，腦子糊成一片。

洪美月陷入歇斯底里的女眷家屬，拒絕醫療團隊任何溝通，她們的怒火怨氣讓好心打招呼的醫護人員都受波及。可是該談要處理的事，總要面對，這個家庭會議還是得召開的。

「惹熊惹虎麥去惹到恰查某。」只要家屬一進加護病房探視，就會被找碴的護士小姐，心有餘悸。

「奇怪那個洪美月的先生，到底是怎麼回事？連跟他講病情，他都嗯嗯啊啊的，問什麼，也支支吾吾，說他做不了主？」住院醫師也很好奇。

觀察洪美月家屬後，知道她三姊是可理性溝通的，我親自和洪美月三姊先通電話，請三姊幫忙，看在別讓妹妹再拖磨的份上，請她安排時間，開個家庭會議吧。

「她原來還很有愛心，有簽器官捐贈卡，這下子好了，嚴重到連想捐都沒得捐了。」洪媽媽哭得眼淚鼻涕擦都擦不完。

「還有眼角膜可以捐吧？」洪美月的先生小小聲一開口，馬上所有家屬痛恨的眼光，萬箭齊發，他忙把頭低到不能再低，雙手不安的扭來扭去。

「你是巴不得她眼睛不能看，一路瞎到底，死了也不能

找你算帳是不是？」

「你把她害成這樣，你還有臉活下來嗎？你怎麼不去一頭撞死算了？」

苗頭不對，看來還是先請她先生到外面等一等。

「洪美月的車禍，該不會是她先生撞的吧？」主治醫師懷疑。

「你們想知道為什麼發生這場車禍嗎？」洪美月結拜姊妹咬牙切齒：「我陪洪美月去抓姦，她老公帶著小三跳上計程車逃跑，美月不管三七二十一狂追到十字路口，被貨櫃車給撞飛了出去。」

醫療團隊整個聽到傻，說不出話來。

「我們一點都不怪那個貨櫃車司機，人家也是辛苦賺呷人，是美月自己氣極不要命的闖紅燈……」三姊終究是明理的人。

「我要告死這對姦夫淫婦。」美月大姊緊握拳頭：「殺人償命，誰怕誰？」

這下麻煩真大了，生死交關還扯上外遇、還是為護小三害元配枉送一命。醫療團隊你看我、我看你，就算要談DNR，法律位階洪美月先生是第一人，這下子要他做什麼

決定都很難了。

「病人是受委屈了。」大家沉默一段時間後，哭的人也緩和下來，我只好開口：「如果大家都再不做個決定，病人很快面臨最後階段，我們就只好照醫療常規來搶救，拚到不能拚為止。」

「之前醫師你和老三提過的那個DNR同意書，我看美月老公，這下就算打死他，不會也不敢簽了。」洪美月二姊環視所有人：「我媽是簽不下去的，我們姐妹可以幫忙簽嗎？」

「是可以，不過還是要病人先生沒異議，否則他可以撤除的。」

洪媽媽一聽又哭了。

「妳去給我叫那個該死一萬遍都不夠的進來。」三姊聽大姊這麼說，起身到會議室外叫人。

一看桌上那張DNR同意書，洪美月先生竟然連退好幾步。

「你也會怕嗎？」

「你也曉得良心不安嗎？」

一言一語的，洪美月先生縮到牆邊上，直搖著雙手求

饒。

　　「這張同意書，我們姊妹簽了，你說呢？」二姊停筆半空中，斜眼問洪美月先生：「你有意見嗎？」

　　只見洪美月先生搗著臉、點著頭，身體順著牆往下滑，跌坐在地上：「我不是故意的，我真的也不想美月這樣……」

　　看著桌上那張簽好字的同意書，薄薄一張紙，千金難買早知道！一張讓醫療團隊印象深刻、追悔莫及的同意書！

軌跡

　　小任中年失婚後，消沉了好長一段時間，官拜局長的任爸，不管怎麼安排介紹相親，小任就一心一意守著老爸和兒子，三代三人相依爲命過日子。

　　退休後的任爸，糖尿病之外、帕金森氏症、攝護腺毛病一樣樣纏上身，小任全心全意照顧任爸，比教養兒子還費心用神。快八十歲的任爸，向來都在市立醫院看病，到底是年紀大了，進出醫院次數越來越多，慢慢的開始要進加護病房幾天，但都能低空掠過，平安出院。

　　一天上午，小任找我找得很急：「醫院發病危通知單了，你可不可以抽空來一趟？幫我看我爸眞的是沒救了嗎？」

　　小任一看到我，恨恨的說：「凌晨三點多，我爸喘到不行，送來急診，那個檢傷分類的小姐，完全不當回事，還在

問東問西慢慢摸、才正要量血壓，我爸就昏倒了，然後急救沒多久，就通知病危，這其中一定有問題。」

進加護病房看過小任爸爸，的確是末期病人了，我勸小任：「這一年來，你爸住院七次，加護病房進出三次，你也知道他身體是很不好了。」

「我只知道我爸很虛弱，但是糟到什麼程度，卻從來沒有醫師坦白告訴過我，不管是在門診還是住院的時候。我一直認為，進進出出醫院，這是老人家身體衰弱的常態，以細水長流來看，是不會有問題的，我從來沒想過，我爸會被突然就發病危通知。」

這下我奇怪了：「那以往醫師都跟你怎麼說？」

「放心，很好。要不就是，穩定中進步，不要緊的。」

可是這種年紀大的慢性病患者，比方心臟有問題的病人，可能在某次感冒中病危；或腎臟病的病人，會在某次跌倒住院後往生；甚至一口痰卡住了，都會出事。因為本來身體就不好，隨著時間只會越來越虛弱，住院頻率相對增加。

慢性病末期的軌跡，和癌症末期最大的不同，在於癌末常是面臨多重器官是在預期中下滑，而慢性病卻是在時好時壞間慢慢走下坡。如果在一路求醫問診過程中，病人真的很

糟了，儘管不同科別或病房的醫師，心裡有數，卻少有人會直接告訴家屬：「病人過得了這次，因為怎樣怎樣，所以可能不見得過得了下次。」

在一點心理準備都沒給的情況下，哪天病人直轉而下，家屬怎麼會不猜疑，醫療團隊是不是有了什麼醫療疏失？導致向來關關難過關關過的病人，在這一次不知的哪個環節上，因為醫護人員不小心的閃失，讓病人給枉死了。

懊惱的小任懷疑急救過程一定有隱瞞的疏忽，揚言要告醫院過失、要告醫師失責、告檢傷護士失職，十多年來，那麼細心的照顧著老父親，他完全不能接受，怎麼突然老爸爸就病危了這件事。

「你要不要考慮一下，既然你爸都面臨最後──」

「你在推廣DNR，我知道啦！」小任失控吼出來：「我不想聽、偏不要聽，你留著去對別人說。我找你來，是拜託你看能不能怎樣救回我爸，不是要你來教我，人該怎麼死才對！」

看在多年交情相知甚深份上，壓著脾氣勸：「就算你想再確認，再照一次電腦斷層，也要你爸可以運送移動才行呀，他現在身上那麼多加護病房重裝備的管子，不適合移動

的，萬一有所鬆脫，隨時都會造成死亡。」

隔了一天，小任要兒子打電話找我去一趟，加護病房外，小任念高中的兒子，一個人孤零零的坐著。

「黃叔叔，我爺爺還有救嗎？」

「爺爺因為缺氧，整個大腦功能都壞掉了。現在刺激他，去大腦皮質的肢體反弓反應都出來了。」

「可是我爸爸根本不肯接受爺爺快往生的事實，他一直在跟醫師吵，吵到醫護人員看到他都頭痛，我爸他放不下，比我還不能面對現實。」

小任來了：「別跟我提什麼 DNR，今天問過醫師很多次，我爸血壓都還好。」

「拜託喔，那是強心劑在撐的。接下來沒尿了，那是不是要洗腎？再來是不是要氣切？」我嘆口氣：「你再不放手，你爸只會越來越辛苦拖在那裡。你一邊找我，來幫你確定這家醫院的處置有沒有問題，一邊不放心的對醫護人員咄咄逼人，又聽不得壞消息，動不動就警告人家小心被你告，是要醫療團隊拿你怎麼辦？」

小任低著頭，靠在牆上不發一語，小任的兒子走到他身邊：「爸，你不放手，爺爺也走不了，你們兩個，都太辛苦

了。如果爺爺有知，會希望看到你現在這個樣子嗎？」

小任哭出聲，他兒子伸手用力環抱：「爸，爺爺走了，不怕，你還有我、還有我陪你！」

小任終於請我和主治醫師討論安寧療護計畫，每個細節只要他聽不懂的，都一問再問，還好那位主治醫師比我還有耐心。等醫師解釋完，他也聽懂了，小任提筆簽下 DNR 同意書。

一個禮拜後，小任爸爸走了。

在一次醫學會議上，碰到小任爸爸的主治醫師，他跟我提起：「還記得你那位朋友任先生嗎？簽了 DNR 後，也許是他真的放心把父親交給我們了，態度跟之前有天壤之別，他爸往生後，他居然非常客氣的跟醫療團隊鞠躬說謝謝。」

「也許是太多的不懂叫人害怕，讓任先生之前不得不武裝自己了，多謝你們體諒不計較啊！」醫病關係牽動生死存亡，是所有人際關係中最微妙的，如果彼此間失掉了信賴，動輒惡言相向，哪來的雙贏呢？

月退俸

　　今天，是自己的五十八歲生日，守著父母留下這已四十多年的老公寓，秀芹環顧四周，昏暗的燈光映著剝落油漆的牆面，連哭的力氣都沒有。

　　三十二歲，趁著沒還沒小孩，毅然決然和個性不合的丈夫離婚。年輕，花蝴蝶似的，仗著父母寵，先恣意享受人生的繽紛絢麗，將來的事，將來再說。

　　同父同母的親姊妹，姊姊秀芸從小木訥，資質容貌平庸，老老實實的當個基層公務員，就很心滿意足了。「沒出息，就跟妳老子一個德性！」媽媽在世心情不好的時候，老指著秀芸開罵。秀芹離婚搬回家，媽媽總親熱的拉著秀芹：「妳聰明又機靈，將來媽老了，就只能指望靠妳了。」

　　上班族的死薪水，滿足不了秀芹全身裡外上下一身的時尚，一年豈止換二十四個老闆，秀芹穿梭在各式各樣社交場

合中，尋找下一個更好的男人。一眨眼，四十出頭了，原來
歲月是可以秒殺女人青春的。

　　四十歲以後的秀芹高不成低不就，每次開除老闆之後，
工作越來越難找，薪水越往低處流。當七十多歲的媽媽中風
一邊癱瘓後，秀芹跟姊姊說：「妳白天請看護花的錢，跟我
賺的薪水差不多，妳媽難伺候，反正她有月退休俸，乾脆我
不上班專心照顧媽。」

　　說是這麼說，只要秀芸下班在家，秀芹一定閃人：「妳
不知道照顧病人很累嗎？我須要喘口氣。」媽媽的月退俸，
是秀芹花不手軟的零用錢。

　　春寒料峭的流感一波又一波，中風的媽媽併發急性肺炎
走了，葬禮過後，秀芹熱絡的巴著姊姊：「往後就我們倆個
相依為命了，還好妳的工作是鐵飯碗。」秀芹散漫慣了，都
五十出頭了，還上什麼班？

　　一年一年的過，秀芹雖然手頭緊，總覺得要不是自己給
姐姐當個伴，一輩子連男朋友都沒交過的秀芸，老來豈不悽
涼？姐姐真該像媽生前一樣，把提款卡交秀芹管，幹嘛一個
錢打 N 個結，摳得要命。

　　颱風過後的一晚，警察通知秀芸出車禍，秀芹馬上盤算

的，是這下子要跟對方索賠多少才划算？沒料到車禍竟然是秀芸自己摔車。天天上下班，不是都騎同一條路嗎？都騎了幾十年，秀芹搞不懂不過是場颱風過後，西南氣流的一場大雨，秀芸怎麼就能摔個車，把自己給摔成這麼慘？

「病人左腳左肩開放性骨折、脾臟破裂外，腦部重創，即使搶救回來，也是植物人！」醫療團隊徵詢秀芹簽 DNR 的意願，秀芹摀著耳朵拒絕：「我們姊妹情深，你們外人不懂，請你們一定要盡全力拚，這世上只剩下我姐妹最親，我們相依為命過日子，你們要是拚不回我姊姊，我也不要活了。」醫療團隊真的努力拚，拚回一個植物人給秀芹。

自己照顧植物人，苦不堪言，灌食、抽痰、翻身、按摩、擦澡、把屎又把尿。煩不過，丟她個幾天不管，異味逼人，褥瘡老實不客氣的報到。

秀芹氣惱歸氣惱，卻清楚知道，只要讓秀芸撐著有條命在，她仍然也是有月退俸可領，好幾萬呢；只要秀芸不死，辦法總是人想出來的。可是受夠了照顧秀芸，人生毫無指望的被拖向無底深淵，秀芹細細盤算秀芸的月退俸，扣掉便宜點安養院的費用，過日子也算不無小補。

「明天，打聽看看，哪有最便宜收植物人的安養院，外

縣市也不要緊，便宜就好。」如果秀芸去到安養院，有個三長兩短，秀芹打量著這老房子，心裡暗暗算計著：「秀芸走了，三個房間分租兩間出去，日子，應該還是過得下去吧？」

其他救治行為

　　拿著醫院給的「不施行心肺復甦同意書」，老何雙手不由自主的抖個不停，A4 大小的兩聯單，一份病友收執，一份夾存病歷。上面白紙黑字寫著：

　　病人＿＿＿＿＿，出生於西元＿＿＿年＿＿＿月＿＿＿日，罹患嚴重傷病，經醫師診斷不可治癒，而且病程進展至死亡已屬不可避免，茲因病人已意識昏迷或無法清楚表達意願，乃由同意人＿＿＿＿＿依安寧緩和條例第七條第三項之規定，同意在臨終或無生命徵象時，不施行心肺復甦術。包括：

　　□　不施行　□　施行　　氣管內插管
　　□　不施行　□　施行　　體外心臟按壓
　　□　不施行　□　施行　　急救藥物注射

☐ 不施行　☐ 施行　心臟電擊

☐ 不施行　☐ 施行　人工呼吸

☐ 不施行　☐ 施行　人工呼吸器

☐ 不施行　☐ 施行　其他救治行為＿＿＿＿＿＿

　　氣管內插管，這在老婆急救的時候，已經被插上去了。剩下的體外心臟按壓、急救藥物注射、心臟電擊、人工呼吸、人工呼吸器，樣樣都勾選不施行的話，老何罪惡感越發沉重。

　　兩個多禮拜前，夏天近午的日頭，高溫赤炎炎的烘烤著，老何夫妻倆在工地二十一層樓高鷹架上趕工。天氣實在太熱了，老婆最近每晚都在抱怨中暑讓她很不舒服。

　　「一直唸一直唸，是不會請天假休息？」窩在沒冷氣的老舊小公寓，二十坪不到的頂樓，一家五口擠呀擠的，連電風扇吹出來的風，都熱烘烘的黏人。

　　「哼，隨便一棟豪宅，客廳都比這小公寓還大。」老何狠狠抽口菸：「幫人蓋房子，蓋一輩子，連間屬於自己的房子都沾不上邊。」

　　「請假，請假要扣錢你不知道喔？」老婆聲音也不小：

「馬上又要開學了，八九月三個孩子學費加一加，要繳超過十萬塊錢，不舒服就請假，錢你會生？」老婆捨不得去看醫師、捨不得去藥房買成藥，頭上脖子上，塗了一堆白花油。

「這就叫貧賤夫妻百事哀，妳是今天才曉得的嗎？」

「我頭很痛，沒力氣跟你吵，今天先放過你。」

第二天上工，老婆臉色很難看，老何有些擔心，又不想找釘子碰。上午快十二點，陽光亮晃晃的叫人睜不開眼，老何只聽到老婆一聲淒厲驚恐的啊聲，跌落的撞擊聲，老婆從樓梯間滾了下來。

送到醫院，急診醫師在一連串檢查後，搖搖頭告訴老何：「檢查證實是腦部血管瘤破裂，嚴重到無法手術。」

從進加護病房，老婆沒有醒過，沒有時好，只有時壞，溜滑梯似的，老婆為了攢孩子學費打臨時工，除了掛在他這邊的健保，連個什麼其他保險都沒有，老何短短幾天花白頭髮更白了，眉頭更深鎖不開了。

老婆姊姊是外縣市醫院的志工，不忍老何一家這樣拖磨下去，勸了兩天，把這張醫院的「不施行心肺復甦同意書」交到何手上。

「爸，這麼多的不做這個、不做那個、感覺好像就把我

媽扔在一邊等死？」

「簽這個，對媽媽是不是很殘忍？」

兒女一言一語的執疑不捨，讓老何很想把這張單子給揉掉。想到老婆之前掛心的：「三個孩子學費加一加，要繳超過十萬塊錢。」老何背都直不起來。

「我想再跟主治醫師談談。」老何請大姨子幫忙。

老何發抖的手拿著裏「不施行心肺復甦同意書」告訴醫生：「我拿到這張單子，已經失眠三天了！」

「這樣好了。」主治醫師想個安撫的解套：「我了解你心理的壓力，這個不做、那個不做、感覺好像是放棄；你看這單子上面有一欄『其他救治行為』，你要不要在上面寫著：我希望醫療團隊，給我太太的照護，是舒適與尊嚴，其他醫療細節，由專家來決定。」

「舒適與尊嚴？舒適與尊嚴！」老何重複唸著：「這是我這一輩子，從來沒給過我老婆的東西！」

和兒女商量後決把太太轉出加護病房，到了普通病房後，老何變了，儘管老婆是沒知沒覺的昏迷，老何來病房時，總是溫柔的幫老婆擦擦臉、擦擦手，附在老婆耳邊輕聲細語，有時說著說著，老何又是哭又是笑。

　　舒適與尊嚴，老何粗糙的雙手，牽起老婆一樣粗糙操勞到長繭的手，輕輕的撫摸著：「下輩子記得，還要來找我，讓我們一起過過舒適與尊嚴的日子……那是什麼滋味啊？」啞然失笑的老何，牽起老婆的手，溫柔貼上自己的臉頰……

　　一個星期後，何太太在全家的陪伴下，安詳的往生了。

芳草碧連天

「對不起、對不起，黎嚮導都是爲了救我孩子，才會失足跌落山谷受重傷的。」

「要不是妳兒子初次入山逞強不聽話，我家傳明是登百岳的高手，怎麼會把自己摔成昏迷指數只剩三？」黎太太又氣又恨。

「我先生請了最權威的醫師南下，不論花多少錢，我們一點都不在乎，一定會請醫療團隊盡量拚，救回黎嚮導的。」

傳明就這樣在加護病房昏迷不醒一個月、兩個月、三個月了。肇事的那個大學生，倒是一個月就痊癒出院回家，聽說也回學校上課了。他的父母，再也沒出現在醫院過。

娘家媽媽接手照顧兩個孩子，三個月來，黎太太天天一早就守在加護病房外，不言不語的等待。

　　進了加護病房，黎太太依在傳明耳邊，喃喃細語，次次都有說不完的話，每回離開前，都會聽到她說：「傳明，我事情還沒跟你說完喔！」奇蹟之所以叫做奇蹟，就是機率低到不能再低了吧？

　　前幾天主治醫師找黎太太解釋病情，那些醫療專有名詞術語，沒聽懂幾句，只知道醫師提到了 DNR 同意書，說是在病情曖昧不清的時候簽，可以讓醫師放手再拚拚看，萬一拚不過，可以讓傳明好走。

　　孤兒院長大的傳明，對家的渴望，讓黎太太不顧娘家反對就是要嫁；婚後傳明的愛家表現，讓丈人丈母娘越看越喜歡，兒女相繼出生，傳明常眉開眼笑說：「老天爺虧待了我的上半生，所以趕進度，一次補足幸福給我。」

　　跪在醫院的佛堂裡，黎太太哭到不能自已：「求老天爺再給一次機會，一次就好，讓傳明平安度過這個劫數，雙腳截肢就截肢了，我不在乎。我願意折福折壽給傳明，再也不跟傳明任性亂發脾氣了，有生之年，我都讓他、換我照顧他、守護這個家！」

　　傳明感染併發敗血症，黎太太面對薄薄的一張 DNR，從深夜坐到天亮。認識傳明以來的所有一切，像跑馬燈在腦

海奔騰：

初相見，害羞的傳明……

追求時，提心吊膽的傳明……

答應求婚時，狂喜的傳明……

第一次見爸媽，木訥到呆、說話結巴的傳明……

兒女出生，樂不可支的傳明……

「如果今天躺在加護病房的是我，傳明會怎麼做？」

「都走到這個關卡了，傳明若有知，他會怎麼想？」

床頭櫃上，全家出遊的照片，傳明笑得最燦爛、最心滿意足。筋疲力盡站到梳妝台前，黎太太快不認得鏡裡的女人，蓬頭亂髮、一下子蒼老了十幾歲、氣色灰敗的女人。

「不准用傷害妳自己來折磨我！」

傳明的怒吼，讓黎太太跌坐床沿。新婚沒多久，忘了為什麼芝麻綠豆事吵，半是撒嬌半是使性子，黎太太摔東西失手弄傷自己，那回，第一次看到心疼暴怒的傳明，就那麼一次，傳明吼她。

千斤重的筆，扭曲發抖的字跡，黎太太在 DNR 同意書上簽下自己的姓名：「傳明，我們是靈犀相通的！你的心思，我懂，你放心，兒女還有我、有你滿滿的愛，不會遠

離。你會一樣和我們在一起，在往後的每一天，一起生活一起過日子……傳明，我、要放手了！」

以歌送行

　　一個不算嚴重腦出血的原住民老阿嬤，本身有糖尿病，中風送醫過程，因嗆到引發吸入性肺炎。

　　老阿嬤肺炎一發病後，兵敗如山倒，好不容易把肺炎給治好了，卻發現腎臟有問題，腎臟醫得差不多好了，又發現心臟有問題，接續而來的各種併發症，讓醫師疲於奔命。

　　常在阿嬤病房出現的，就那一兒兩女，阿嬤不是明明有九個孩子嗎？因為老人家狀況多，尤其面對說要急救、就得馬上急救的應變。一天早上我看過老阿嬤後，警覺情況不對了，一再的兵敗如山倒，身體代償能力越變越差，她的兒女應該要趕快來見上一面。

　　我問阿嬤二女兒：「媽媽的狀況，是隨時會走人了，其他兄弟姐妹呢？」

　　「有四個還在中南部、花東有兩個。」

「妳要不要先通知他們，這一兩天先盡快抽空來看媽媽？至於其他醫療上的事，等大家都來了再說吧！」

這個女兒就在加護病房外聯絡其他兄弟姊妹，當天下午兩三點，就開始有人攜家帶眷的陸續出現在加護病房外，等會客時間。

見到老阿嬤的時候，這些兄弟姊妹，可能是很虔誠的基督教徒吧，開始小聲慢慢的唱起聖歌，他們合聲很美，讓加護病房內氣氛柔和溫暖。一直到晚上，他們儘管進進出出的人不同，可是每一首歌都很好聽。

等九個孩子都到齊，他們先商量了一下，派大哥來找我和他們兄弟姊妹到小會議室談一談。

「我媽媽已經隨時都會走了嗎？」

我點點頭。

「二姊有告訴我們，可以簽那種不急救的單子，我們都說好，只要媽媽安詳離開就好。」

是宗教的力量讓他們很快取得共識、豁達生死嗎？

「我們可以留下來多陪陪她嗎？」

我點點頭。

「我們想讓媽媽在神的讚美詩歌中回到天家，可以嗎？」

　　他們的歌聲優雅祥和，連護士小姐都感動，應該沒人會嫌吵的吧？

　　就這樣，他們在加護病房，沒有哭哭啼啼，九個兒女九個家庭，和其他親友，接力唱聖歌，牽起彼此的手，圍著老阿嬤的床，一首接一首……昏迷中的老阿嬤表情好柔和，她一定也感受到兒孫親友的祝福吧？

　　D床的家屬，湊到護理台，輕輕的問護士小姐：「我爸是佛教徒，他要往生的時候，我們也可以來唱佛教的歌嗎？」

　　「只要不很大聲吵到別人，不同的宗教信仰我們都一樣尊重的。」

　　第二天，老阿嬤在曙光中，在悠揚歌聲中，安詳回到主耶穌基督的懷抱，她的孩子們圍在身邊祈禱，整個送行，莊嚴溫馨。

　　老阿嬤後事處理告一段落，二女兒和老大一起來找我：「之前媽媽雖然是腦中風，因為聽說不用開刀，大家都想手邊事忙，等有空大家約一約，再一起到台北來看媽媽，沒想到媽媽走得這麼快，謝謝醫師你的細心幫忙，及早通知我們趕來，才讓我們和媽媽都沒有遺憾。」

　　「我相信，你們媽媽能依照她所想要的方式，在兒孫圍繞下，在聖歌聲中安詳的離開，也是一種人生圓滿、美好的句點，是有福報的；還有，原住民的歌聲，真是天籟，好聽極了。」

　　黝黑壯碩的老大，靦腆一笑：「歡迎黃醫師有空到我們部落來，我們唱歌、你聽歌，然後，一起喝小米酒，小米酒喝下去，你也會發現，你的歌聲，一樣也好聽極了。」

土地公

　　羅爺爺快九十歲，他家第二個孫子子敬，跟小鎮街上診所的小吳醫師，是從小一起玩大的厝邊。

　　子敬大哥和父母住台北，子敬從小爺爺奶奶帶，所以退伍就回屏東找工作，和爺爺兩個人過日子。爺爺常對著奶奶遺照流淚：「她一輩子跟我東奔西跑顛沛流離，連死都不得安寧。」

　　奶奶生前最大的痛，是倉皇逃難離開老家，然後一輩子再也回不去了。所以病到最後，奶奶依舊不肯遠離小鎮，到大都市裡去住院就醫。「我好不容易有了根、有個家，生生死死都只要守這一個家，就心滿意足了。」奶奶在這點上，很固執，誰都勸不動。

　　當年鎮上三家開業診所醫師，都知道奶奶這個病人，越到後來，他們都找各種看似冠冕堂皇的理由，躲著不給奶奶

看病：「就強迫把她送大醫院呀，她都已經不行了，這不是我們診所醫師能處理的。」

奶奶臨走前很痛很痛，她不斷翻滾掙扎、喘不過氣，渾身濕透，爺爺跪求著肯出診來家裡的醫師：「可不可以幫她打個針？讓她不痛就好？」醫師很為難的說：「奶奶太痛了，止痛劑量我抓不準，我怕萬一失手會出人命。」

「只要讓她不痛就好，沒有萬一，就算她走了，我一點都不會怪醫師，我和她都會很感激你，請你幫幫我們，請你大發慈悲讓她好走。求你、求求你了醫師。」爺爺趴在醫師腳跟前不斷磕頭，一聲聲，頭磕得好響。

醫師還是什麼都沒做的走了，無助的爺爺除了用力的抱緊奶奶外，不知到底還能幫奶奶做什麼？等子敬父母帶著孩子趕回來，失魂的爺爺，不曉得奶奶是什麼時候斷氣在他懷裡的？

「要讓我好走啊，子敬。」爺爺越老身體越不好，總拉著子敬交代：「你奶奶死也要待在家的心思，我越來越能體會了，你一定也要讓我在家斷氣，幫我善終讓我好死！」

子敬和小吳醫師商量爺爺心願的可行性，小吳醫師很猶豫怕有什麼行政文書上的問題、更擔心對臨終照護的陌生。

「以你的專業判斷，爺爺是老年人慢性病慢慢衰竭不是嗎？你不能開的死亡證書，只有意外死亡或他殺，因為這兩種事涉刑責。以前沒那麼多醫院的時候，醫師不都是顧生也顧死的嗎？再說我爺爺從小看著你長大，吃的喝的，我有的，你也都有一份，他疼我也疼你，你不也跟我一樣爺爺長爺爺短的叫？」

小吳醫師咧嘴苦笑：「你真是有備而來。哎，爺爺對我也不算外人，我得先去請教請教大醫院的學長，才知道該怎麼幫爺爺最好。」

爺爺要走了，屋裡除了子敬一家人，還有爺爺的軍中部屬，小吳醫師真的來陪伴照應，有醫師坐鎮，大家安靜肅穆不慌不亂，爺爺胸前抱著奶奶遺照，微笑的走了。

小吳醫師宣布爺爺往生了，子敬抱著小吳醫師謝不完；爺爺的部屬，七八十歲的幾個老兵，一起跪在地上給小吳醫師叩頭：「謝謝您成全了老營長的心願，也幫我們放下心中多年的大石頭，老營長一生戎馬為國，在戰亂中救人、扶孤多到數不清，如果到最後老營長都不得善終，那是老天爺沒開眼，會叫人懷疑天理的。」

小吳醫師好感動，他知道其實自己沒幫上爺爺什麼忙，

只讓爺爺走得舒適有尊嚴,只是陪伴著大家,「壯膽」成份恐怕還多些,可是卻贏得好窩心的尊敬,小吳醫師心想要做個顧生也顧死的醫師,沒有想像中那麼難。

在小一點或偏遠的鄉鎮地區,很多醫師,當地民眾幾乎是他從小看著長大、看著結婚生子、看著老人往生。老老小小,有病有痛,都由他一手照應醫治,簡直可媲美在地的福德正神土地公。

在地老化、落葉歸根,是高齡化社會的一個理想,這其中社區基層醫師的支持是最大關鍵。「回家往生」是很多國人根深柢固的觀念,離開了醫院、回到了家,不再有變數了嗎?萬一,多拖延了幾天呢?

因為「回家往生」的病人,都不須再有侵入性治療,所以無關基層醫師設備的問題,應該說,在這節骨眼,家屬比病人更需要醫師的安撫照顧。

臨終照護,對基層醫師來說,第一次跨出去了,就不難;反倒事後贏得的愛戴與感恩,會讓醫師比誰都點滴在心頭,一輩子難忘。

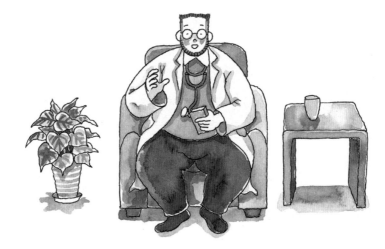

死亡的時刻、心臟停的時候，心電圖是一條線，所有的病人都一樣。

但是心電圖一條線的之後，每個人面對的問題與困境都不一樣，因為人不是器官的集合體，每個死亡背後都有一個家庭、一群人。生命結束了，故事才開始。家族之間的恩怨情仇、遺產分配、經濟壓力…等，都會讓不同身分活著的人，活在「不忠」、「不孝」、「沒盡力」、「放棄」「沒見到最後一面」…等的陰影之下，甚至還要去面對各種不同的明槍暗箭與閒言閒語。病人走了，家屬卻活在人間煉獄，承受著「心理」的痛、「社會」的痛。這些都是大家所不樂於見到的，可是這樣的故事卻每天都在上演。如果說緩和療護的目標是預防及解除病人及家屬身、心、靈及社會的痛，顯然這些都是醫療團隊的責任。

這些事情即使大家都心知肚明，可是誰都不太願意先去碰觸，去攤開來談。明明知道太陽要下山了，為什麼不能早一點來準備這些事情？死亡本應該是正常可以討論的一種現象，如果說你真希望，最後那一抹晚霞，是人生中美好記憶的一部份，而不是有生之年遺憾追悔

的話。

　　人生有很多難處，是非外人所能了解，像「月退俸」的 CASE，第一次知道類似情形，很驚訝，慢慢碰多了，心裡很矛盾，拚到底之後呢？就眞的能解決活著人的困境了嗎？不會雪上加霜嗎？

　　大部份的困境，其實是可以透過溝通，尤其是以家庭會議的方式幫忙解決，家屬參加家庭會議，應該把心裡對病人的顧忌，明說出來，大家都認爲往那邊走會對病人好，爲什麼你要這樣堅持往這邊走？你的想法是什麼？

　　遇到很堅持的家屬，我會在家庭會議中很清楚的問大家：「如果拚到最後，病人死的很慘，認不出是你們的親人可不可以？」十年來，從來沒有人告訴我：「沒關係，拚到認不得無所謂！」顯然家屬是在乎的。醫師應該很誠實的告訴家屬，無限上綱的結果會如何，除非醫師也不在乎！

　　實務上，與病人或家屬談 DNR 並不困難，難的是，如何讓家屬 DNR 簽得安心，而且在家屬簽了 DNR 之後，把病人照顧好。DNR 之後應有所爲、有所不爲；

有些是大家的共識，有些是醫師要提出專業的見解：
「可以增進舒適與尊嚴就做，增加痛苦影響善終就不
做。」

　　比如像很多生命末期的病人，就算家屬已經簽署
DNR，一旦碰到腎衰竭沒尿，家屬也會緊張：「尿不出
來怎麼辦？會腫起來嗎？」醫師可以說明：「這是瀕死
的自然現象，照護上，以量出為入就好。」如果家屬不
明所以然的提出洗腎，應該明白完整的跟家屬溝通：
「洗腎對病人沒好處，不建議。」

　　有一個 VIP 級病人的家屬，碰到這個困境，找我
去問意見，我說：「排不出尿了，是可以洗腎沒錯，可
是病情這麼嚴重，我不建議洗，第一個，阿公年紀這麼
大，100 歲了，都已經是神仙了，洗了可以拖一點時
間，但是也有可能死得更快。這兩個結果，應該都不是
家屬和醫療團隊想要的吧？」

　　面對一樁即將的死亡，誰最重要？是病人？還是其
他的世俗面子問題？不要虛無飄渺，虛無飄渺的打高空
沒意義。醫療團隊本身面對醫療極限的時候，應當要
能夠多花點時間對家屬說明。

　　請不要以冷冰冰的「無效醫療」與「常規」代替「溝通」，要能夠勇於對不應該做的事，坦蕩蕩的跟家屬說：「不！」只要出發點，是真心誠意的在為病人好。

第三章

夕陽

沒了旭日的朝氣、少了正午的霸氣，

夕陽依然，自有從容回眸的風華……

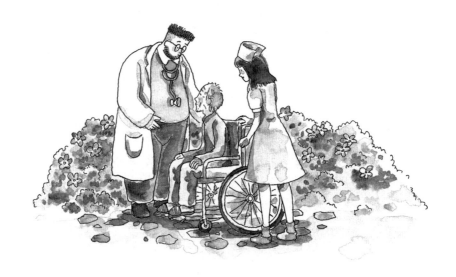

老爸

　　除夕前十天，媽來電找我：「阿堅，你老爸說肚子脹脹的不舒服，好幾天了，我看他今天臉色很不對喔。」

　　「要不要先通便看看？」我爸九十幾了，老人家最怕腸阻塞，老人家多因牙齒不好，吃東西容易囫圇吞棗，造成機械性阻塞。

　　第二天一早打電話回家問，「通過便了，還是不行呀！」媽很憂慮，上午有檔手術又走不開。

　　下午算準老爸午覺起來時間，再撥手機回家問。

　　「無代誌啦，你媽厚操煩啦！」事後才知道是老爸不要我擔心。

　　第三天決定回家一探究竟，老爸肚子脹得像顆球圓滾滾還亮晶晶。

　　「送急診！」我當機立斷，老媽當場眼淚就掉下來。

急診人多到沒推床可躺，只能找張輪椅給老爸先坐。

醫師問老爸：「阿公會肚子痛嗎？」

「不會咧！」老爸看起來是有誠實回答。

推到超音波室去做超音波檢查，壓到某一個部位，老爸痛得齜牙咧嘴，螢幕上看到一坨黑黑的東西，橫在肚子裡。

「膽囊發炎。」我跟老爸說。

膽囊原本不大，發炎後膽囊壁增厚，所以變成一坨黑黑的東西，學弟問我要不要動手術處理？我婉轉的跟老爸老媽做簡報。

「無愛！」老爸不肯：「七天後就過年，無愛開！」

我媽就是很傳統的婦道人家，翁婿是天，他說了算。

因為越發炎會越來越沾黏，連用內視鏡開刀也很難處理了，怕會插來插去插到其他重要部位就很麻煩。我和兩個哥哥商量：「以前醫藥不發達時，對感染都打抗生素，有時打打也就過關了。」沒辦法，老爸太威嚴了，我們兄弟沒人敢跟他對槓。

住院第二天，老爸開始發燒，昏昏沉沉到無法下床了。硬著頭皮跟媽說：「情況不好，怕引起敗血症，因為細菌腫脹到一定程度，就會跟著血液到處流竄。這病對年輕人是小

CASE，但對九十多歲老人家，是危險的，我心裡很怕，要有最壞打算，該簽的東西，媽妳看要不要先簽一簽？」

在《生死謎藏》出書後，老媽邊看邊哭，書一看完，就順便在書最後附錄的 DNR 意願書上簽好名，要我大哥大嫂做見證，然後把那本書交給大哥保管。因爲這樣，所以我才能對老媽把顧慮攤開說。

老爸發燒不退，又不開刀，只好去做穿刺，用針扎引流。結果燒才一退，爸就吵著要回家，按捺到除夕當天下午，才讓他辦出院。在這幾天內，大哥託做裝潢的朋友，把家裡能釘扶把的地方，都先釘好扶手，怕虛弱不太能走的老爸，不聽勸，凡事還要起床自己來。

除夕全家吃過團圓飯，姪子逗老爸：「阿公，你今年不能打麻將，你三個兒子就不必辛辛苦苦算牌，要怎麼輪流孝順輸給你。」

老爸半躺半坐沙發上，只能苦笑。

我想趁機開口跟老爸談 DNR，被二哥一眼看穿，一腳拖鞋飛過來阻止。

大年初一，每來個親友探望，就聽老爸在唉聲嘆氣，媽也跟著人前眉頭打結，人後忍不住紅眼眶。晚飯後，大哥二

哥各忙各的不在家，我實在憋不下去，可也很難開口，直接了當要老爸把 DNR 意願書給簽一簽。

奇怪，和病人家屬開過 N 次家庭會議，告訴家屬為什麼要簽 DNR，對我來說是很熟悉的「專業」，可是面對老爸，就是不知從何講起。

當老么最大的好處，就算五十多歲，還可以很自然的賴到媽身邊找她壯膽。媽陪我一起進房間，靜靜坐在老爸床沿。

「這擺破病真艱苦喔？」我察言觀色看著老爸。

老爸看我一眼，搖頭又嘆氣。

「爸嘛有歲數啊，人老辛苦病痛難免，萬一哪按怎樣，總是要有一個打算。」我邊用眼神跟媽媽打 PASS。

「你嘛是疼囝，無通讓囝兒細小到時為難擱歹做人。」

「恁是講啥？啥意思？」

「你不是有看過堅仔那本書？」

「是啦，爸你若是有簽 DNR 意願書，真正是穩贏，萬一按怎樣，我會盡量拚落去，若是真正無法度，一些讓人無爽快的管仔，嘛是會拔起來。我全心顧你，進可攻、退可守，請你相信我。簽一張 DNR 意願書放著，不輸手上拿一

張王牌。」

「咁按呢？咁有影？」老夫老妻，爸還是信媽比較多。

「我早就簽了。」媽說得雲淡風清。

「那就拿來給我簽一簽呀！」

九點多大哥回來看爸爸。

「來來來，見證人這裡，恁兩個兄弟來簽一簽。」

於是，大哥又負責多保管一份老爸的 DNR 意願書。

十一點多，我們兄弟倆一起離開爸媽家。

「你真是敢，大年初一，大年初一耶，竟然開口叫自己老爸簽 DNR。」我還沒來得及跟大哥說，其實我昨天除夕夜就想講，都是二哥的一腳拖鞋，壞了我的計畫。

當初跟太太說我要簽 DNR，她覺得我沒事簽什麼簽，我告訴她：「想想我們家是一大家族，光是跟我平輩就有二十六個近親，我排行還最小，妳是最小的媳婦喔！若是連老一輩的也算，萬一哪天我倒下去了，有多少雙眼睛在盯著看妳怎麼辦，家族人多口雜的壓力，妳承受不起，我自己先來把 DNR 意願書簽好，省得妳到時候為難。」

打鐵趁熱，我接著說：「妻子的法律位階雖然最高，但若換成家族媳婦的身分，家族越大，說話分量越小。我這麼

愛妳，怎麼捨得妳進退為難。」

　　結果，太太和一雙成年的兒女，都一起簽了 DNR 意願書；然後岳父、岳母、大舅子、小姨子……當然還有大哥二哥、大嫂二嫂、和她們娘家的……人手一份 DNR 同意書。

親親寶貝

親愛的寶貝：

　　今天是你的生日，爸比好想看著你出生，聽你第一聲的哇哇大哭……親愛的寶貝，爸比多渴望我的臂彎，是你最初最舒服的小搖籃，在你哭哭的時候，輕輕的搖呀晃呀哄著你、寵著你……親愛的寶貝，我要怎麼做，才能在你今生的印象中，記憶我的曾經存在？

　　寫不下去、寫不下去了，小章伏案任淚水濕透信箋。好一會兒，打開筆電，小章插上隨身碟同時做備份，深深吸口氣，打下今天的年月日，然後標上《親親寶貝-1》。

　　陰霾的寒流天、冷冷的多雨；診間溫度，寒氣逼人直想發抖。

「那，你有什麼心願呢？」隔著鏡片，我細細打量眼前這對年輕哀傷的夫妻。

兩個多月前，小章在公司實驗室昏倒，送醫後，發現腦幹腫瘤。腦幹腫瘤長的位置很麻煩，不能動手術，也不能做伽瑪刀、螺旋刀（Cyber Knife）這些。萬一破壞腦幹，不是重殘就是植物人；但若不處理，只能任憑腦幹腫瘤變大，最後也是死亡。

嚇壞了的小章夫妻，跑遍台灣南北各大醫院的腫瘤科和神經外科求診，結果依然是很難做決策；不手術，是抱顆不定時炸彈；手術的話，難以預料的後遺症，叫人無法不害怕。

「我只希望，能活著，看到我們的第一個孩子出生。」小章聲音，在診間飄忽。

「懷孕多久了？」

「三個多月。」小章的妻子，十指緊扣的握著丈夫的手。

「你們也看過多位醫師了，問我腦幹腫瘤會不會再出血？很有可能。這腫瘤的出血，發作的時候，人會癱掉，然後再慢慢回復到某一個程度。一次發病就過世的機會，不是那麼大。」

小章點點頭：「如果現在選擇開刀，造成的破壞是未知

數，開一次、就是一次的破壞。如果開的好，也許花幾個月時間，我能慢慢恢復回來，萬一有閃失，就如醫師們所評估的，變成植物人或者死掉。」

「若依你的心願，我建議：不開！這樣看到孩子出生的機會，比較大。」

小章的嘴唇，使勁的抿到沒血色。

小章妻子，抬眼盯著天花板，努力憋著不讓眼淚掉下來。

沉默，在診間瀰漫流竄。

「如果是這樣，黃醫師，我現在還能做些什麼事？」小章問。

「把你的願望，清楚寫下來。」

「比如？」

「比如，很嚴重昏迷的時候，必須在植物人和走人之間，做一個選擇時，自己怎麼想？假使你選擇走人，你想怎麼走法？如果你有機會選擇，你要在醫院走？或是家裡走？」

小章妻子用眼神祈求別再說了。

「雖然，你渴望看到你孩子——」我努力嚥下嘆息聲：

「萬一你看不到，你會想和他說些什麼嗎？試著寫寫未來信給他吧，讓孩子知道，雖然你們父子也許迫於無奈，今生不能謀面，你依然掛心，愛他不變。」

　　萬一見不到了，我還會想和寶貝說些什麼？

　　小章在筆電新檔頁面上，打下《親親寶貝–13》。

　　夜好深，靜謐中，妻子熟睡的輕鼾中，應該也有寶貝的一份在吧？

親愛的寶貝：

　　今天是你抓周的日子，媽咪會準備些什麼呢？好奇得很，還有誰會來參加呢？爸比也好想一起參加。

　　親愛的寶貝，爸比不要你長大拚榮華富貴，只要你健康平安快樂、做真實的自己就好。在跌倒失意的時候，能有知心知己的攜手共度、像我有你媽咪一樣。

　　親愛的寶貝，不管是學爬還是學走，少了爸比的一臂之力，不急不急，要穩穩的慢慢來。要記得養成多親親媽咪的習慣，因為你的親親裡，有爸比的愛爸比的吻。

2010 年 7 月 22《親親寶貝–187》

親愛的寶貝：

　　還有一個月，是媽咪的預產期，爸比一天比一天更小心翼翼的「活著」，因為我一定要親眼看見你、親手抱抱你，享受當爸比的滋味。

　　親愛的寶貝，媽咪希望你是樂觀的孩子，所以，爸比也要為你們而樂觀，雖然我無時無刻都在害怕見不到你！

　　親愛的寶貝，這五個多月以來，天天上床睡覺前，爸比虔誠認真的祈求老天爺：請賜我明天和明天，因為我是這麼的愛著你們，我一定要聞聞我孩子身上的小嬰兒香。

　　豔陽高照的夏天。

　　上午診看到下午一點多才結束，用力伸個大懶腰，我準備要步出診間。

　　有人推門進來。

　　「不好意思，門診結束嘍，請問你是？」診助護士邊忙著收東西。

　　我一抬頭，竟然是小章提著滿月蛋糕進診間。

　　「恭喜你呀！哈哈！」忍不住衝向前，我給小章一個大大的擁抱。

　　「謝謝黃醫師教我寫未來信，在我最絕望無助的時候，找到方向、找到寄託，讓生命重心有所期待，我的未來信，寫了兩百多封了，原來一個父親，對孩子的牽掛有那麼多。」

　　「那豈不是寫到上大學了？」真的好驚喜：「很高興看到你呀！」

　　「謝謝，真的謝謝您，未來信，我還會繼續再寫下去，還得教兒子，交女朋友和娶老婆是不一樣的，要怎麼選個好太太呢，當然要像他媽咪一樣……」

天上掉下來的禮物

　　我的老病號，八十五歲的老阿嬤，十幾年前中風，是右腦大片的腦梗塞，到院時已昏迷。

　　還好即時做了「去顱骨減壓手術」，就是把頭蓋骨打開，因為頭骨是硬骨，受傷的腦細胞會腫起來，如果受困於頭蓋骨，會反向中間自我壓迫，神經中樞就可能受損壓壞掉了。

　　老阿嬤的年紀，讓手術風險變高，這種手術本身沒問題，但老人家容易感染肺炎、尿道炎、引起全身器官衰竭、或是敗血症等等未知的變數，萬一病危要怎麼處理？要不要急救？

　　我決定手術前要先和家屬說清楚：「這個手術可以救命，可是阿嬤年紀大了，就算手術成功，阿嬤人是可溝通的，但必須坐輪椅，能不能像她原本那麼頭腦清楚，就不知道了。」

「只要伊會清醒和阮講話、坐輪椅無要緊，我還很勇健、還可以繼續照顧伊沒問題。」老阿公神色一黯：「要是發生什麼萬一，我不要伊吃苦受罪，要是拚成植物人，伊一定甘願死也無愛，還會恨我好幾世人。」老阿公儘管有千愁百轉的不捨，還是先簽下了 DNR 同意書。

也許是老阿公的鶼鰈情深、兒子媳婦的孝順，老阿嬤術後醒來，只有身體半邊無力，復健後能坐著輪椅出院，撐著支架，也還勉強可以走走路。這家人把阿嬤照顧得很好，每次回診，氣色一次比一次好，復元情況比我意料中要好很多。

隔了三四年後吧，阿嬤又跌倒了，撞成腦內出血，再度找我開刀，阿嬤心肺功能都比上次不好，老阿公手術前主動提出要簽 DNR。這次阿嬤開在左腦的語言區，暫時喪失了語言功能；可是家人凝聚的向心力，不斷鼓舞打氣逗阿嬤練習說話，讓阿嬤說話越來越清楚，儘管在門診進進出出，阿嬤和家人都樂觀以對。

端午節過後門診，阿嬤鼻青臉腫的出現，自己不好意思到不敢抬頭。

「伊喔，呷老還愛逞強，一邊無力擱不認份，五月節跟

人家湊熱鬧，雜插去教厝邊縛粽，所以又駁倒了。」阿公說得又氣又心疼。

「主任，歹勢啦，你一擺擱一擺救我的命，我都沒顧好自己，一直給你添麻煩。」

「主任不會給妳見怪啦！」兒子邊挪著輪椅邊安慰，媳婦貼心的輕拍拍阿嬤。

「人呷老越來越沒用啊，我猜喔，擱駁一擺，真正要去蘇州賣鴨蛋了。」阿嬤竟然感傷起來，害得阿公在一旁也跟著紅了眼眶。

「阿嬤妳雖然摔到烏青結血，還是很老古錐呀，要去賣鴨蛋，還久的咧。」診助護士小姐，和阿嬤一家也不陌生，半開玩笑的勸阿嬤寬心。

「阿妳自己有啥想法？」

「啥？有啥想法？」這阿嬤明知我在問什麼，還閃躲。

「萬一擱駁倒，要開刀動手術呢？要插管咧？」

「無愛、無愛！」阿嬤急得直搖手又搖頭：「人無愛講，你呀一直逼阮講出來──阿就，無愛艱苦到就好啦。」

「阿嬤妳這樂觀又看的開，那該簽的文件，就甘脆先簽簽吧？」我順勢說得直截了當。

「無愛插管喔？阮翁伊不是已經簽過二擺啊？」

「現此時妳人清醒，頂二擺阿公簽的都不算了。」

「按呢生喔？」阿嬤豪氣干雲的說：「好啊，現此時緊拿來簽。」

我請診助護士列印一張「DNR 意願書」出來給阿嬤簽，同時由阿公和兒子當見證人，老阿公在簽字的時候，忍不住落下淚來。

「呷老擱愛哭神喔？」阿嬤比了個羞羞臉糗阿公：「你嘛呷老啊，順勢做夥簽簽卡脆氣。」

護士正要多列印一張，阿嬤說：「三張、三張啦！」她指著兒子媳婦說：「伊倆個攏五十幾歲了，順勢做夥簽簽咧。」

「主任啊──」阿嬤猶豫了一下：「我簽簽落，萬一按怎，你會擱接續照顧我到死那一天？」

「這阿嬤妳放心，我是妳的醫師，我的電話妳翁妳後生攏有，攏找得到我，妳的生死我攏包，不會讓妳艱苦到！」

阿嬤竟然老淚縱橫，伸手要和我擁抱：「我相信你做得到，多謝你照顧我！」

下一號病人，一對老夫妻進診間，是太太陪腦中風的先

生回診。

「剛出去那一家人，又哭又笑的，發生什麼事啊？」成太太好奇得很。

也是老病號了，我把阿嬤他們家簽 DNR 的事稍微說一下。

「主任，你偏心！」成先生說：「這種少受折騰的好事，我們怎麼都不知道？」

「是呀，我先生腦中風開刀時，你也沒跟我提過！」

「那是因為成先生當時情況還好，是有把握安全過關的嘛！」

夫妻倆對看一眼：「黃醫師，我們倆也要各簽一張。」我只好請護士小姐再印兩張出來，讓他們帶回去。

門診結束後，診助護士開起玩笑：「主任，你是神經外科門診，不是安寧門診，一上午竟然簽出六張 DNR 耶！」

步出診間，回想起來，好不容易病人「主動願意」開口談死亡的時候，此時不把握機會趕快「見機行事」的談，還要待何時？

生死議題，平時別說病人、家屬，連醫護人員都能閃就閃，不願碰觸，一旦有機會，當然就要順勢引導：「萬一到

最後醫療極限，已經不可逆了，你有沒有什麼想法？我是你的醫師，你有沒有希望要求我幫你做哪些事情？」一個醫師的基本功，不是該要醫病和醫心一起的嗎？

師母

　　紀老師是我的國中班導師，師母她是別間國中的體育老師。在那個流行不打不成器的年代，紀老師擺平我們的辦法之一，是在星期假日或寒暑假時，找同學出來一起打球。

　　紀老師籃球打得一把罩，師母則是網球打得讓人刮目相看，也因為師母的啟蒙，讓我愛上網球這項運動，從國中一路打上來，網球成了我生活中不可或缺的嗜好兼運動。

　　有天約老師和師母一起出來打網球，順便聚個餐，紀老師和師母都年過八十，但也許是一直保有運動的習慣，看起來像六十出頭，精神體態都不嫌老。餐後上甜點，師母像隨口聊天似的問我：「不知道是不是年紀大了，視野越來越差。」

　　我心底一震，馬上想到是不是「腦下垂體腫瘤」？因為腦下垂體腫瘤一長起來，剛好頂到我們的視神經，造成兩邊

視野都會受到影響。不動聲色的盡快安排師母檢查，發現病灶是一顆不算小的血管瘤，而長在這個位置的血管瘤，過去的治療經驗，多是不好的。

紀老師的一兒一女是內科和骨科的主治醫師，我和他們一起擬定了作戰計劃。紀老師自己不但做功課查資料，還拜託安排，聽聽醫界這領域的專科權威大老們，怎麼看預後。

「聽了那麼多意見，越聽越慌亂，不知道該怎麼辦才好？不同醫師的治療計劃都有冒險的地方，效果又不是很有把握。」紀老師頹喪的坐在我家客廳：「我們這麼熟了，我信得過你，你怎麼說呢？」

「如果手術一定要開，結果，老師也知道勝算不大，即便師母活下來了，腦功能受損程度，很難估計。」

老師沉思快半個鐘頭：「我決定，不讓你師母冒這個險，順其自然，不開了。」

我握著老師雙手，希望給他力量。

「明天，我去幫她辦出院。」老師哽咽了：「出院後，我要幫她注意些什麼？」

「控制血壓、情緒不要太激動。」

在一個舒爽的初秋午後，我去探望師母。

「連打網球都被禁止了。」師母好蕭索。

因為運動，一定會影響血壓的升降，難怪老師和兒女都不准師母再拿球拍上球場。血管瘤萬一被撐大了，壁沿會變薄，撐破危險率會變高。面對師母，不知道怎麼安慰才好，打網球對我來說，已經是長年習慣，上癮了，要是哪天叫我不准打，要戒，一定也會很難割捨，很失落的。

秋末，我約了球友一起 PK，在球場的角落，發現熟悉身影，定神再看，師母球打得神采飛揚，哪像病人？我靜靜的看著，好一會，師母瞧見我，滿臉通紅，忙收起球拍，低著頭要離開。

「師母！」我趕上前攔下她。

「不好意思啦，不是不和你打招呼，我實在忍不住很想打一下、過個癮。」師母小聲交代：「難得我有獨處的空檔溜出來，別跟他們說喔！」

「師母，說真的，是不是打個網球，血管瘤就會爆？誰也不知道，如果妳已經坦然面對了，就快快樂樂的過日子吧。」都算在倒數過人生了，何妨放下和看開呢？

師母眼神一亮：「原來我還可以打球的。」

我忙補上一句：「我沒看到喔，如果別的醫師知道我說

可以打球，我會被批評攻擊的，但我覺得，還是以師母的快樂，為最重要！」

接著在球場看到師母的次數多了，她笑逐顏開，越來越樂觀，然後，老師也出現了。「我可以帶她出國去玩嗎？」老師無限愛憐的看著師母問我。

「只要師母快樂就好！」

老師一拳輕輕搥在我胸口：「謝謝你，打開我們的心結，你知道我多珍惜她的每一個笑容、她每一天的點點滴滴。」

三年後，我參加師母的喪禮。以腦血管瘤的病人來看，師母的存活，超過群醫預期多多了。

「感謝老天爺啊！」老師拉著我說：「血管瘤在她睡夢中破掉的，她沒有任何痛苦，去得很安詳，熟睡似的。」老師看著師母笑靨如花的遺照：「最後這三年，是我們夫妻最甜蜜、最幸福的廝守，這輩子，我和你師母，心滿意足，沒有任何遺憾了。」

知情知末

　　容貞，傑出的 3C 副總，在公司特別爲高階主管安排的健檢報告中，被發現腦部有顆腫瘤。

　　八月台灣的豔陽，驕縱跋扈般酷熱，健檢中心院長室的冷氣，卻讓容貞覺得像掉進冰庫。「電腦斷層掃描，發現副總您腦部有顆腫瘤；建議您要不要再做個核磁共振？」進一步追蹤做核磁共振時，發現腫瘤不止是一顆。

　　「通常這種多顆的腦瘤，多半是轉移性的。」聽健檢中心院長這麼一分析，容貞不動聲色，也沒告知任何人，同時掛了兩家大醫院「神經科」的門診，她要聽聽不同醫師怎麼說。

　　不同醫院不同醫師，結論大同小異：「找不出原始病灶，要再做進一步檢查。」其中 T 大醫師建議：「動手術先把那顆較大的拿出來，因爲癌症太多樣化，手術拿腫瘤出來

化驗，會比較容易找到是從哪轉移來的。」

開完刀前幾天，容貞恢復得不錯，第二個星期卻咳了起來，越咳越嚴重，開始喘到呼吸困難。X 光一照，不得了，肺部麻煩大了，醫師一時間很難判斷肺部問題是否轉移而來？但肯定知道是因惡性腫瘤而引起。

前後不過六星期，來勢凶猛，進一步檢查連肝、腸都已侵犯了，病理檢查結果是猛爆惡性淋巴癌。這種罕見的、進展這麼快速的惡性腫瘤，至目前為止沒有治療成功過。

因為單身未婚，容貞的哥哥不忍心妹妹才三十二歲，還這麼年輕，就被病魔在短短時間內，折磨得枯槁憔悴。哥哥一直追問醫師：「有沒有其他辦法，讓容貞不要天天都這麼痛苦？」主治醫師陪著哥哥來問我的意見。

「要不要跟病人直接談一下，看看她自己對後續醫療的想法？」我問同來的容貞大哥。

「這種事我開不了口，容貞到現在，應該都還不知道病情的真相。」

「如果她現在人還清醒你不問，難道等她昏迷了，你才要自己去猜，妹妹會想怎樣面對治療嗎？再說呼吸內管一插上去，即便人是清醒的，也沒法說話了，你不擔心妹妹有什

麼心願未了嗎？」

　　小小會議室裡，容貞大哥焦躁來回不停踱步。

　　「我幫你找安寧病房的醫師，來做緊急照會好嗎？他們懂得怎樣幫你跟妹妹談病情的。」我建議容貞大哥。

　　安寧病房來的孫醫師和我們一起去看容貞。

　　「妳還好吧？」孫醫師開場的很例行公式。

　　「你們、一下子、來這麼多個、穿長袍的主治醫師，你們是想、跟我談什麼？」

　　「沒啦，就是例行照會而已！」容貞大哥想撒謊又掩飾不了。

　　「哥，讓他們說吧，我現在、都這樣了，自己心裡、多少也有數了。」

　　「如果、萬一要接上呼吸器的時候，我們想知道，妳對後續醫療的想法是什麼？」孫醫師直接開門見山問。

　　「老實、跟你們、說吧！」容貞淒楚苦笑：「健檢報告、出來，發現腦裡、有顆腫瘤開始，我就一直、在查資料，我自己，應該算、很清楚狀況的。」

　　「哥！」容貞舉起沒打點滴的右手，大哥忙上前雙手握住。

「爸媽、都不在了，除了哥哥嫂嫂、和小叮噹，我沒結婚，孑然一身，無所牽掛，哥你答應我，讓我、順其自然、走，我不要、任何、形式的搶救。我好累、真的、累了。」

容貞大哥點點頭，埋首臂彎痛哭。

「哥、你、別哭哇！」容貞反倒是鎮靜，可又喘咳起來：「我雖然、很喘、上氣、很難、接下口氣，可是，你們、陪著我、一起受苦。尤其是、大嫂，一直包容、我這個、沒嫁出去的、小姑。在家、只管、茶來伸手、飯來張口，大嫂，疼我、像疼親妹妹，幫我、謝謝、大嫂啊……哥，你真的、娶了個、好太太！」

說完一大段話，容貞喘得疲憊不堪，休息好一會兒：「哥，我要，自己、簽DNR。」接著，容貞一個字一個字慢慢的吐出來：「請、幫、我、轉、安、寧、病、房、好、嗎？」

進了安寧病房，緩和醫療的疼痛控制，不痛、不咳、不喘，讓容貞能睡得安穩多了。醒的時候，交接清公司業務，容貞婉拒商場上客戶、同事、朋友川流不息的探病，謝絕穿梭病房各宗教門派志工的拜訪。

「在最後的時間，我只想沒有包袱、不受打擾的做逍遙

自在的自己。」容貞請大嫂帶來她深愛的元曲四大家關漢卿、白樸、馬致遠、鄭光祖的書籍。

「讀元曲，不會太傷神嗎？」大嫂憂心不已。

「元曲裡的雜劇和散曲，現在重看，教我心平氣和看開。」容貞雙眸如星輕吟：「天地自有日月朝暮懸、冥冥之中，也自有鬼神掌生死權；回頭看我一生，除了短短三十二年之外，該有的精彩，也沒少過……當真是，人生如戲、戲如人生啊。」

不會被打嗎

　　手術室外，年輕的醫師，被一群哭得淅瀝嘩啦的女眷包圍著。

　　周六深夜，病人酒駕車禍，119 送到醫院，就已經相當不樂觀了。醫療團隊還是連夜開刀搶救，只是才開完左腦，醫師們就知道這個病人大勢已去，救不回來了。

　　周日的曙光中，最年輕的醫師，被從手術室中派出來和家屬溝通。

　　「他身體那麼強壯，請你們一定要再救救看呀！」病人妻子挺著懷孕八九個月的大肚子，雙手合十拚命鞠躬拜託。

　　白髮蒼蒼老阿嬤，兩手各拉一個小孩，啪的一聲直接跪下去，把醫師嚇得彈跳開，扶也不是、不扶也不是。

　　病人媽媽背上背著一個小嬰兒，拽著醫師袍喊：「我不能接受他這樣就真的會死掉，他從小在山裡爬上爬下、摔來

摔去，也都長到這麼大，醫師你救他，就等於救我們這一家啊！」背上小嬰兒，被嚇得哇哇大哭。

原本出來要問家屬，是不是要適時放手的年輕醫師，無措的點著頭，慌忙退回手術室。

醫療團隊只好再繼續開另一邊的腦手術，去顱骨減壓術也做了，但因瀰漫性的腦傷，水腫很嚴重，減壓手術也沒有用。顱內壓已高到一百多，病人應該不會活了——

年輕醫師額頭都是汗，看來他又得出去面對家屬了：「家屬反應太過激烈，根本聽不進我說，我實在、不知道、該怎麼跟家屬談下去……」

外科主任嚴厲的眼神，讓年輕醫師渾身發麻，不敢再多說。出了手術室，家屬怎麼黑壓壓的，一下子來了那麼多人？面對七嘴八舌一擁而上的家屬們，年輕醫師艱困的說：「我是出來跟大家說，我們還在盡力搶救中。」

回到加護病房，幾個小時後，血壓掉，拚了命的給藥、輸液，由於沒有談 DNR，只好全力搶救，心臟停了體外按壓、電擊，幾次的急救後，周一清晨，病人往生了。

筋疲力盡的年輕醫師，抓起電話，撥回台北：「學長，你要救我哇！」把我整個人給嚇到醒。

　　說完來龍去脈，年輕醫師都快哭出來了：「我們一直在拚命救，現在，連我自己都沒法接受病人腫脹變形成這樣的遺體，輸了太多血和輸液，遺體現在還在滴水。等下家屬見最後一面，沒人認得出這是他們的親人怎麼辦？學長，我要是有三長兩短，你一定要出面來幫我收屍啊！」

　　「不管從學理上、倫理上來說，你都盡力了呀！」我這學弟斯文白皙，是獨子，從小很會讀書，一路被長輩們捧在手掌心呵護大的。

　　「腫脹變形的遺體，我幫忙看看怎麼辦。」掛掉屏東打來的長途電話，顧不得三更半夜，撥電話叫醒在殯儀館任職，從小一起長大的郭大哥。

　　「那不要緊啦，這種水腫還好處理，冰個幾天，遺體就會脫水，變回原來體型了。」雖然語氣睡意濃厚，但我深信郭大哥說的，是「有專業」可信度的。

　　回撥給學弟。

　　「我真的可以跟家屬這樣說喔？不會被打嗎？」

　　「你跟家屬說，你們從星期六接手病人到現在，日以繼夜三天不眠不休的拚，家屬不都親眼所見了，遺體的後續處理問題，也先幫忙問過專家，冷凍過後，水腫是可以消掉

的。」實在鞭長莫及，但安撫打氣還是要盡力的。

　　二十分鐘後，學弟打電話來：「他們亂烘烘哭鬧成一片，我連解釋都還沒說完，就有親屬跳出來──」

　　學弟說得上氣不接下氣，我心跟著直往下沉。

　　「叫大家麥擱亂啦，人家醫師也幾天幾夜沒睡覺，一直在救，謝謝人家啦，然後，家屬竟然就慢慢散了。」

　　半個月後，學弟利用休假專程來找我。

　　「為什麼不找機會，試著說說DNR？」

　　「家屬當下反應，根本拒絕溝通嘛。要是學長在，你會怎麼辦？」

　　「等家屬平靜下來。」

　　「那得等多久？」學弟變成瞳鈴眼，連眨都不眨一下。

　　「當家屬處在急性悲傷時，拒絕溝通，這是另一種形式的『沉默』，碰到這種情況要耐著性子『等』，只要你不結束溝通就行，這就叫做『忍受沉默』，是溝通技巧的最高境界。」

　　學弟看著我，好像在看外星人。

　　「剛開始面對情緒激動家屬，醫療團隊也很難熬；當家屬都不溝通的時候，你要耐的住，耐心的等，家屬中，雖然

有人一哭會造成氣氛，搞得大家哭成一團、亂成一團，但總有人會哭不下去，看到醫師還在，就會追問醫師，真的沒有其他辦法了嗎？這時候又可以溝通了！」

「這就是可以開始討論 DNR 的契機，可以坦白告訴家屬：如果有其他辦法，今天就不必召開家庭會議了。請大家來開會，就是擔心病人會多受苦，我們也不想凌遲病人，建議大家要討論的，就是該放手的時後放手，病人家屬近親都在場，由你們自己商量、選擇怎樣的決定，是對病人最後一程，是好走的。」

「如果家屬意見喬不攏怎麼辦？」這學弟頭腦還真直。

「可以找第二意見諮詢呀，以台灣現在的醫療水準，不難。更何況現在有越來越多的病人家屬自己做功課，深入程度不輸醫師專業。為了不讓病人受苦，主動提出第二意見的建議，讓另一位專家說明醫療極限，讓家屬知道大家都已經盡力了！」

喝口茶，我繼續：「還有一點很重要，家庭會議時，開場時的稱呼，記得跟著病人主要的主要親人叫，他叫阿公阿嬤、大姑二嬸、三伯四叔、五姨六舅，你跟著叫就對了，這樣會減少疏離感，家屬們聽在耳朵裡，也會覺得你是親切、

誠意十足的，就像自己人一樣。」

　　學弟總算聽懂一個之所以然：「就是勸家屬，以病人為大，臨終了，要以他的舒適和尊嚴，做最大考量。原來溝通技巧要會聽、會說、懂協調進退之外，還要在尷尬、沉默中，勤加修鍊喔！」

回家睡一覺

　　「白血球怎麼樣？有沒有發燒？那她現在為什麼這樣？怎麼那樣？」這是田先生每天、每次進加護病房，和醫護人員的「打招呼」方式。

　　田太太因為尿路感染併發敗血症而住院，但是住院沒多久又中風了兩次。一開始感染就很厲害，敗血性的小栓塞到處流竄，所以剛住院沒多久就先中風一次，後來一般外科做了肛門周邊化膿清創術，開刀後又中風一次，住院不到一個月，田太太就中風兩次。

　　田太太入院以來，整個人都沒有清醒過，田先生來探望就是每天唉聲嘆氣：「怎麼會這樣？怎麼這麼可憐？辛苦一輩子，竟然連福都沒享到。」一開始家屬對醫療團隊的態度，是防範戒備的，彷彿在觀察：「看看你們這些醫護人員，會不會好好的對待我太太，會不會好好的照顧她？」

　　所以田先生每次的打招呼方式，讓人覺得滿有一點挑剔的味道。互動了兩個禮拜後，對我們醫護人員稍微有點互信，他就問：「我太太這個狀況，到底是怎麼樣？」

　　「有一點不上不下，感染目前暫時沒有惡化，所以說這兩天，大概也不會有什麼立即的危險，但是她的身體很弱，所以可能會隨時有新感染出現。」

　　等田先生嘆完好深的一口氣，我緩緩說下去：「意識的部分，如果她從第一次中風到第二次中風，一直都沒有醒，那期待她之後會清醒，大概也不容易。」

　　田生生忍著淚：「好，我知道了，回去商量商量，看是不是要帶她回家。」

　　「是不太建議現在帶回家。」我覺得時機還不到：「田太太血壓沒有很差，好像沒有到那麼不好。」

　　過幾天田先生來找我：「不好意思，我知道你們的好意，可是她娘家的親戚，都從中南部趕上來我家，因為我太太身體不好後，就說日後往生要回到家，而且讓娘家至親一起送她走。現在她家、我家所有親人都趕到了我老家的三合院，我們一定要讓她回家了，辦自動出院沒關係，我也贊成大家的看法，因為她在醫院已經太久了。」

　　讓田太太回去，我是真的很怕拔完管子後，她萬一在家喘三天三夜，會嚇壞一大家子人，我始終都一直覺得不妥，田太太實在是不像已經要死掉的人，可是家屬就很堅持一定要帶她走。在田太太出院前，還是給她打一點點嗎啡，回到家管子拔掉後，才不會那麼不舒服。

　　一個禮拜後吧？田先生一雙兒女來找我，一看到我就很激動，眼淚掉個不停：「這麼多日子以來，媽媽終於回到家，管子拔掉後，我們把媽媽放在她本來睡覺的床上，我們看著媽媽，就像平常晚上三更半夜摸回家，進來房間看到她一樣。」

　　「媽媽躺在床上也滿平靜，像很沉的在睡覺。」田小姐手背不停的抹著淚水：「我們圍在她身邊直到凌晨，爸趕大家去休息，第二天大清早，媽媽慣用的小鬧鐘一樣在五點響起，我們跑進房間去看媽媽——」田小姐抽噎到說不出話來。

　　「爸撫摸著媽媽的臉跟我們說，鬧鐘響的時候，媽媽嚥下最後一口氣。」田先生念高二的兒子低著頭：「我們哭成一團，我爸說，我媽是在等回家，好好睡一覺，有力氣上路了，然後她就走了。」

　　「謝謝醫師，你一直把我媽媽照顧得很好，直到她走都

沒受到很大的痛苦，爸在忙後事，他要我們一定要來替父母謝謝你，媽媽走得很安詳，在睡夢中過去，謝謝你，幫我媽媽善終。」他們鞠躬鞠不停，我心裡很安慰，醫師不僅要會醫「生」，顧「死」，也很重要、在很不一樣的溫馨中，心酸酸的。

最後這晚，陪你

　　我和老林，是相差三十歲的忘年之交，他是我在台東當兵時認識的朋友，酒量之好，讓人印象深刻，尤其三瓶下肚後，說話像打雷。

　　有天老林打電話問我：「最近吃東西，都吞不太下去。」

　　「還不趕快去看醫師，一把年紀了，別開玩笑。」

　　「有啦，照了 X 光，說是食道那邊有一顆不明物體。」

　　我心一緊，糟糕，八成是食道癌。要老林盡快上來台北一趟，幫他找了醫師，仔細檢查之後，真的是食道癌，必須要做放射治療。通常食道癌預後不樂觀，治療與否，大概都是一年半左右的存活；有治療的好處，是吞東西比較能吞得下去。

　　「我的人生已經夠精彩了，沒差這一年半載的，我呢，不想再受苦，可不可以只做放射治療，不要做化療？做保守

治療就好？」老林倒是看得開，直接跟我商量。

「是可以呀，我們就做症狀治療好了。」

隔了幾天，我出國開會回來去病房看他，老林垮著臉跟我說：「我天天照三餐被老婆罵，說我怎麼可以輕易就投降放棄。」老林怕老婆，是他所有親朋好友、左鄰右舍皆知的公開秘密。

「哎，算我為老婆，勉為其難、勇敢的接受治療好了！」

開始化療後，老林一下子白血球太低、一下子口腔潰爛、一下子唾液沒了、一下子又併發感染，整個療程走走停停，頭髮都掉光了，十個月的療程總算撐過去，結束了。離開醫院回台東時，老林整個人至少老了二十歲。

回到台東後第七天，接到老林太太電話：「老林竟然腦出血，又進醫院了。醫師說要開刀，他身體這樣，能不能開啊？」

「因為看不到片子，沒辦法馬上回答妳，能不能帶著病歷，先把老林轉到××醫院去找×××，他是我醫學院同學，我再跟他一起討論看看。」

當天晚上，我打電話給台東新接手的那位同學，打聽老林的病情：「他非開不可嗎？」

「不開大概過不了關，就算開了也不會醒，開與不開都不好。」同學說得坦白。

可是老林太太決定還是要開拚拚看：「那麼難挨的化療都撐過來了，說不定會有奇蹟。」

結果老林沒再清醒過，半年後，插管、氣切、一樣樣照醫療常規做。每次下台東去看老林，他太太總長吁短嘆：「早知如此，連當初化療都不該強逼他要做，整個元氣大傷到，讓他快快樂樂走完最後一段，也沒什麼不好。」

我只能換個角度安慰她：「其實那段時間，你們一家人的凝聚力很感人，妳陪著老林一路走過來，以醫院為家，苦雖苦，是很溫馨的。過去的事，做都做了，再說也是為了老林好，他不會怪妳的。」

在家醫科的普通病房和加護病房間，老林進進出出，幾個月又過去了。有天晚上，我突然非常不安惦著老林，於是忙打電話給老林兒子，問他爸爸近況。

「醫師說不樂觀、快不行了，最近感染控制很不好。」

「你有跟媽媽提不要急救的事嗎？」

「有在談啦。」

「要趕快決定，爸爸已經很辛苦了。」

　　想想還是不放心，第二天門診一結束，直飛台東去看老林。

　　「早在台北住院時，老林就說過，要留一口氣回家。」老林太太提出要求。

　　「真的不好了，要有所準備。」看過老林後我告訴林太太，她從皮包裡拿出 DNR 同意書，簽完名交給我。

　　在心裡，我長長的嘆口氣：「又是一張遲到的 DNR 同意書！」即便是老林曾在北上就醫時，可能就是怕太太吧，總半開玩笑的跟太太說過很多次：「我呢，最後不想再受苦。」都被太太兩眼一瞪，閉嘴不敢再多說。

　　看著將近一年來，枯槁形同植物人的老林，身上插滿各種管子、戴著呼吸器、昏迷不醒，實在很難跟初相識時，笑很粗獷、喝酒很豪爽、生龍活虎的老林疊在一起……

　　當天凌晨兩點多，我們帶老林回家，家裡靈堂都已準備好，我附在老林耳邊義氣相挺：「老哥，最後這一晚，陪你，沒喝醉，要一路走好。」

喉鳴

　　李家老阿公，午睡一覺到要吃晚飯了，怎麼叫都叫不醒，119 送醫後，被診斷出蜘蛛膜腦下出血、瞳孔放大，生命中樞都已經受到壓迫了，醫師知道這個病人不會活，手術也沒有意義了。

　　解釋過病情，急診室醫師問家屬：「老阿公須要回家往生嗎？」家屬點點頭，又帶著阿公回家。

　　清晨五點多，我睡得正沉，手機鈴聲劃破寂靜，隨手一接：「不好意思啦，你是黃醫師哦？」完全陌生的壯年男子：「我是你好朋友 ××× 的親家 ××× 的舊厝邊啦。」

　　然後咧？我一頭霧水。

　　「昨晚阮阿爸送急診，醫師說已經不行了，可以帶回家往生，結果回到家都這麼久，阿爸還沒過去呀，他嘴巴張得大大的，一直喘又一直有像打呼那種吼聲，很痛苦的樣子，

怎麼辦呀？一厝內的查某人囝仔，都嚇壞了。」

「那你要不要就近先送醫院啊？」

「黃醫師，不好意思啦，七早八早天沒亮就叫你起床。可是會帶阿爸回家，就是阿爸不要在醫院被急救。他親眼看過阮阿母在醫院插很多管、一直壓、一直電、死不瞑目還七孔流血，很恐怖，所以一直說千萬要死在家。」

「要不先找附近診所醫師幫忙處理一下？」

「剛問過兩家，醫師說他們小診所沒辦法，要去找大間醫院。」

那怎麼辦呢？我那好朋友 ××× 的親家 ×××，和我也算是麻吉；問了這壯年男子他家地址，在新北市不遠，還是親自去一趟好了。

老阿公衣服都換好了，躺在床上，張著嘴大口大口直喘，上氣不接下氣，喉嚨咕嚕咕嚕忽高忽低的響。一屋子女人孩子縮在客廳，個個臉色發青，小孩把頭埋在大人身上，兩手緊摀著耳朵。李先生三兄弟在阿爸房間進進出出，束手無策。

「這樣的喘，已經不會太久了，可是現在大家慌亂成這樣，阿公就算要走，也走得心不安。大家先靜下來，先都坐

下來再說吧。」看過阿公，先安撫這家人到客廳坐好。

「你們不想再把阿公送回醫院，也是要成全阿公的心願啊！所以我們寧可一起忍住這樣不捨的心痛，以尊重阿公交代爲主。」

阿公臨終前的喉鳴聲，對從沒聽過這種聲音的家人來說，真的壓力很大。也許是因爲有醫師在，女眷和孩子們的情緒穩定多了。大家沉默的看來看去，不發一語，半個鐘頭左右吧，阿公走了。

照理說，類似阿公這樣的病人，要回家往生前，醫療團隊可以先幫他脫水，讓病人喉頭不要有嚴重水腫，病人昏迷在醫院，喉嚨插著管子，醫師沒去顧及到當病人回家，管子一拔掉後，會發生什麼事？要怎麼辦？

離院前，醫師應該要用些利尿劑、類固醇等，讓喉頭不要那麼水腫；再加上抗乙醯膽鹼藥物，喉嚨分泌液變少。倘若太多分泌液堵著水腫的喉嚨，會造成「死前喉鳴」，那種聲音對一般家屬來說，是會造成恐懼慌亂的，不知道該幫病人什麼忙？要怎麼辦讓他別這麼痛苦？甚至有些病人過世，家屬有生之年都擺脫不掉這種驚恐的印象。

人要往生之前，藥該怎麼用？現在一般加護病房，只管

心臟跳不跳？血壓要是往下掉，就加打升壓劑……現在的醫療常規，沒有顧及到這個「回家往生」的區塊，以至於要回家往生的病人，萬一死亡沒如預期的快，家屬會很不知所措的。

面對病人的這種垂死掙扎，還是有撐不下去、無法面對的家屬，只好又把病人送回醫院急診，然後被插管、被CPR壓胸、被電擊……多拖點時間，卻違背他生前意願，一樣不得善終。

醫師在評估一個要回家往生病人的時間點很重要，雖然不少病人會因多重器官衰竭，離院回家已經是昏迷，但他家裡沒有抽痰機，拔了管之後，家屬完全沒法處理，要他們怎麼辦？

對這些習俗上要回家往生的病人，臨床上不該有一套照護措施嗎？如果基層醫師能介入幫忙，不是很好嗎？只是現有的基層醫師，多有所顧忌，不願意插手。在地老化、在地凋零、落葉歸根、壽終正寢，這樣的「理想」，要能實現，還有一段辛苦的路要走。

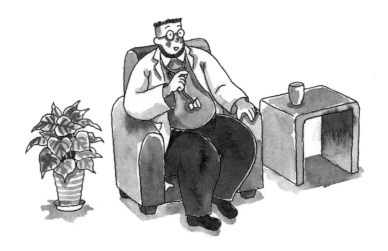

如果病人在未來 6-12 個月內死亡，你是否會感到驚訝？」如果身爲醫師的你，答案是否定的，那意味著病人可能已經進入生命末期，需要啓動生命末期照護議題的討論。

在台灣，不僅有安寧緩和條例的 DNR 意願書、法定代理人以及同意書的法律規定，同時也在推廣所謂的預立醫囑（Advance Care Planing, ACP）的概念，讓每一個人在最後一程、在日落西山的那一段時間裡，可以完成自己的願望、或者是很清楚的把心願交代出來，例如：寫未來的信、末期照護的方式、死亡的地點、葬禮及告別式…等，這樣子才能把人生盡頭的遺憾，降到最低。根據統計到 2011 年，已經有八萬人簽署預立 DNR 意願書，且註記於健保卡上。

面對末期病人的臨終，理當醫師與病人及家屬，大家要一起說實話的坦然面對。除非大家都選擇逃避，徒留日後一輩子的追悔莫及。尤其是，當病人主動提起生命末期議題時，無論是醫療團隊還是家屬，一般的反應常常是：「顧左右而言他」、「裝傻」、「轉移話題」……我們稱之爲「天下掉下來的禮物」被莫名其妙反射性的

「漏接」，而失去好好討論的機會。

　　無論國內外的調查，80% 以上的民眾都希望自己或親人可以善終，可是實際上可以善終的人數遠低於期望值！到底問題出在哪裡？

　　身為醫師，捫心自問：你希望你的病人善終嗎？病人的善終是我的責任嗎？

　　醫生不知如何開口談死亡，不只台灣如此，外國也有相同的問題。如果有心，該怎麼跟病人或家屬提？把握機會早點談、有系統、清楚的談，多給病家一點選擇方向，讓病人臨終痛苦症狀少一點，這樣較有機會善終，生死的遺憾才會盡可能的降低。

　　「你放心！我會照顧你到死亡的那一天為止。」有機會我會這樣對我的病人說，任何一個醫師，只要你願意，也可以這樣和病人說。幫助病人能好走，不但安了病人害怕死亡痛苦的心，也撫慰了家屬的喪親之痛。

　　「你們不放下、醫療團隊不放手、病人沒機會好走！真的！大家都盡力了！」碰到猶豫不決的家屬，我常常這樣的說。

　　我們現在對安寧療護也好，對 DNR 也好，始終談

得太晚，病人和家屬間，來不及道愛、道謝、道歉和道別；醫師雖然救不回病人，但我們還是有能力可以救家屬，幫他們釋放心結，走出悲傷，病人的善終，就是最有效的悲傷輔導。

我的同事柯文哲醫師常問學生：「什麼是醫師最大的敵人？病人的死亡？病人的痛苦？」

如果答案是：「病人的死亡！」

即使面對醫療極限，那勢必奮戰到底，知其不可為而為之，永不放棄，至於病人是否能善終，已經不是考慮的重點了。

如果答案是：「病人的痛苦！」

在無法提出有效照護方案的前提之下，面對醫療極限，醫療團隊會勇敢的說：「很抱歉，我們真的無法救您的親人了，但是我們會好好照顧他到往生，幫助他把病痛減到最低。」

這麼多年來，我深信：「病人有機會活著，要讓他活得好一點，要有好的『生活品質』；面對死亡，也要死得舒適有尊嚴，要有好的『死亡品質』；那活著的親人，才能活得心安、沒有遺憾。」

　　醫病關係日漸緊張，與其抱怨：「醫師難為！」為
什麼不在事前盡可能的做好善意的溝通呢？只要在情在
理，家屬回饋給醫療團隊的情誼，一樣是很溫馨感人
的。

第四章

山外山

老樹長青，新幹成蔭，

江山，代代都有人才出⋯⋯

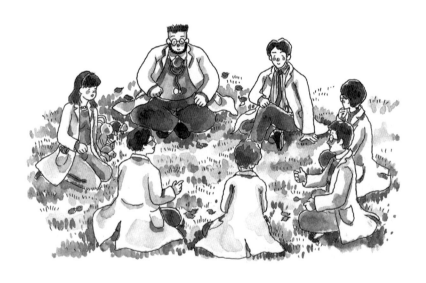

和生命末期對話

洪芳明／亞東紀念醫院外科加護病房主任
中華民國重症醫學會副祕書長

　　我在跟家屬講 DNR 的同時，其實我也在確認：自己的這個病人，在實證醫學跟在我們的經驗上，他是不是真的是個「末期病人」？

　　當他確定是末期病人的時候，我不會只跟家屬談 DNR，我相信堅叔的意思也是這樣子，我們在面對所謂的死亡的時候，會認定死亡「不是一個點」，會認為死亡「是一個過程」。

　　只要確認這個病人是末期的病人，生命末期不會只有 DNR！我會去跟家屬解釋他的病情，無法避免必須面對往生的時候，病人與家屬的選擇，可以有：

- 不想放手，可以維持原來的治療，急救後死亡。
- 想要走安寧緩和照護，最後簽署 DNR。
- 自動出院回家。

- 離開加護病房轉到普通病房，家屬可以有更多陪伴時間。

- 可以做器官捐贈、或是組織大體捐贈，成就大愛。

但這些選項，卻未必是所有醫生，都可以花時間去溝通，告訴病人家屬的。原則上我會每一樣，都清楚的去讓家屬知道，召開一個家庭會議，讓家屬們知道病情，在這樣的狀況下，有共識的做出不後悔的抉擇。

站在一個急重症醫師立場，我的責任是把病情「很清楚的」解釋給家屬聽，然後尊重家屬的意願，讓家屬去做他們認為最妥善的決定。我不會因為這個病人家屬要捐贈器官，心裡面就特別高興；我也不會因為這個家屬，他們要求持續急救，就不高興。

有些醫療團隊，可能是一張單子，由護理人員拿給家屬看，驚慌、不知所措的家屬要怎麼接受？所以我才會覺得病情解釋、跟家庭會議是很重要的，是非常、非常重要的，至少溝通不良有所誤會的問題，會下降到最少。

召開家庭會議除了解釋病情以外，另外一個是把「責任往自己身上扛」，不要讓病人的至親在哀痛徬徨的時候，還要去接受到其他為了表達關心的親戚朋友，有心或無意的言

語，對家屬造成負擔或二度傷害。

　　家屬已經很難過了，可是這些親朋好友，為了要表達他們的關切，以至於病人家庭受到很大的壓力；這時候我會跟病人家屬講：「沒有關係，你把那些關心病人的人，都把他們叫來，越多越好，都把他們叫來。」

　　然後召開家庭會議，當大家的面告訴他們我的想法：「這個病人因為怎樣，所以接下來會變成怎樣。」而不是讓他們從病人太太這邊去聽說：「醫生說我先生沒希望了。」那親友就會執疑：「醫生真的是這樣講嗎？還是妳別有心思？」

　　曾經治療過一個小朋友，是腦幹腫瘤，只剩眼睛可以動，可是他的家庭支持力量很強，他只靠兩個眼睛，跟他的爸爸媽媽和姊姊做溝通，平順相處了一年。但最後當他腦死的時候，家屬不願意放棄，在醫院大概多撐了一百多天，最後才往生。

　　那時我覺得，花那麼多時間跟家屬解釋，最後還是讓小朋友接受 CPR，當然很於心不忍、很難過；後來家屬透過助理來告訴我：「孩子在兩個眼睛還可以動的時候，曾經一再表達，爸爸媽媽不要放棄我。」

　　現在，到底是父權醫師認定的末期是末期？還是要包括病人的自主權？家屬的決定權？才叫做末期？這是我自己的一個省思，很多曾經外科老師說我太濫情，他們覺得：「這個病人既然是沒希望的，你根本不需要再做任何的治療。」難道去救這個病人的家庭，跟去維持病人生前的一個自主權，會是件「濫情」的事嗎？

　　醫生要怎麼跟家屬說？家屬才會認為醫生你說得對：「病人已經是生命末期了。」以外科加護病房為例，我習慣性的把從事發現場，救護車還沒有到的狀況、花了多少時間送到急診室？到急診室的時候，病人的狀況如何？花了多少時間先做搶救？然後送進開刀房、到開完刀回到加護病房的狀況……很清楚的讓家屬知道。

　　再把嚴重度說清楚，再告知我的治療目標是什麼？最好是什麼、最壞是什麼，讓家屬去知道病人的真實狀況，協助家屬去做決定跟判斷。

　　我很確認現在重症各個方向的實證醫學，常跟醫療團隊成員、住院醫師講：「如果這個病人，是你的親人，你會怎麼做？」當一個醫生，用這樣的角度去看待你的病人，就不會有很多的誤差，你會希望用一個最好的治療方法，去治療

你的病人。

　　就像我這次治療我姊姊（第三章／姊姊），我就跟團隊成員說：「我平常時候教你們的，跟治療我姊姊有沒有不一樣？沒有，那就代表我告訴你們，我平常時候做的就是我的理念、我的信念！」其實醫病溝通便是這個樣子，如果醫生能夠好好解釋病情，病人或家屬的接受度是可以提高的。

　　醫生在解釋病情時，應該很誠實、很明白的讓家屬知道病人現在的病情，即便這個病人是很危急、是生命末期，醫生如果再多補一句：「我們再救救看！」沒有家屬會放手。醫生講：「我們再救救看。」其實對醫生來說是最輕鬆，因為代表他救下去病人沒機會活，也是對得起家屬，但是敢不敢「不說」？

　　到了生命末期以後，家屬不會只有 DNR 是唯一選項，我還是要再強調：家屬不會只有 DNR；對我來講，生命末期不是只有 DNR，他有很多選項。

　　我曾經有個病人五十歲吧，腦中風，接近腦死，有醫療人員告訴我：「洪主任，這個病人應該可以當器官捐贈者。」在家庭會議中，病人的兒子應該二十歲出頭，想了想跟我說：「媽媽很愛漂亮，我猜媽媽的想法，應該會希望最後走

的很平順、然後回家。」家屬問我意見，商量後，家屬簽完 DNR，12 小時後病人就走了。

這個病例對我來講，心情很平靜，當護理師跟我說：「主任，那個病人走了。」我很篤定。事後有人認為：「你怎麼不積極去跟家屬談捐器官？」但是我心裡面想是：「要不要捐器官？不是一廂情願的事。」

要用這樣的心態：如果是我們的家人，我們要不要人家這樣對待我們？如果不要，那我們為什麼要這樣去對待別人的家人？所以不管病人家屬的決定，是維持既有的治療、簽 DNR、回家、病房陪伴、捐贈組織器官或大體，對我來講都是一樣的。

這些都是由家屬去認定病人的想法，去做出一個他們覺得當下或許是最佳、而且不會遺憾的決定。我就是去配合他們，這是我的想法、我的一貫理念。這樣才能夠讓我在生死一線間拔河的加護病房，做得下去，否則與病人家屬情感那種交流互動，怎麼能視若無睹的撐得下去？

現在醫院對生命末期病患的照護執行，碰到一個很大的困境，因為大家都希望病人可以救活，可是我跟堅叔覺得，我們在反省的是：我們到底能不能醫死？醫死不重要嗎？我

們讓病人走到盡頭，讓他和親人，生死兩相安，難道不重要嗎？

目前在生命末期認定的難處，是醫療人員對於生命末期從現在的法律、倫理、醫療現況三方面，並沒有一個很好的一個界線。假設我從醫生的角度確認是生命末期，而法官跟我說：「這不是生命末期。」他一樣可以判我的刑，用刑法271條，還是「殺人罪」！搞不好倫理學家站在不同角度，覺得生命末期的定義也不一樣。

生命末期，這樣一個「死亡是一個過程」的定義，是需要被挑戰的、是需要被重複溝通的。所以我認為，倒不是說其他的醫生們，不去在意病人的善終權利或品質，而是在他們的認知裡面，他覺得他有機會把病人救活，他為什麼不救活？

所謂的生命末期，應該包括醫跟家屬的認知，所以我才會去討論我自己姊姊得例子。換作是其他病人呢？我一樣會去召開家庭會議，去讓家屬知道可能碰到最好跟最壞的狀況是什麼。

病情解釋、家庭會議，這些都是健保沒有任何給付的，我上禮拜六在解釋病情的時候，有一個家屬用外接的錄音頭

要偷錄我講話，但卻沒有事先告知。

　　我當場訓斥他：「你要錄可以，請先告知，我可以讓你錄，你沒有告知便錄，就是不禮貌、不尊重！」現在的醫病關係是這樣的狀況，又如何去叫你的醫療人員去耐心解釋病情問題？建立互信、相互尊重？

　　死亡是一個過程，生命末期是一個過程，請用良善、明白的溝通去解釋、去看待這一切，讓家屬完全被告知，可能會面對的任何過程之後，讓他們去決定想走的路，一條生死兩無憾的選擇，這就是「尊重自主」，生命倫理四原則裡的第一條，尊重自主，讓我們一起去努力落實，尊重病人和家屬的自主權、和決定權吧！

DNR，必須是急重症醫療的一部分

陳彥元／台大醫學院醫學系社會醫學科助理教授
台大醫院教學部主治醫師
台灣生命倫理學會副秘書長

DNR（不施行心肺復甦術），原是以美國白人社會「個人主義」為核心價值所衍生的醫療處置選項之一，所彰顯的是：

當面臨嚴重、已經無可挽回的疾病時，由病人自己做決定選擇治療方式，醫療團隊必須尊重病人所簽署的意願，作為醫療決策的主要依據。

在美國讀生命倫理學博士班期間，曾經有好幾年，被系上安排至加護病房擔任研究助理，協助資料蒐集、統計分析與論文撰寫，得以有機會近距離地觀察醫病溝通與臨床倫理諮詢。

其中讓我感受最深的，莫過於醫師與病人談論 DNR 的過程。即便是醫師和加護病房裡意識清醒的急重症病人，談

DNR 相關議題，那種醫師和病人之間共同坦然面對，彼此間侃侃而談的過程，彷彿像在閒話家常一般。為什麼他們可以很平常心地把 DNR 看成急重症的醫療處置選項之一呢？

在台灣，多數醫師除非拚到藥石罔效，再也沒辦法延長病人生命了，他不會去跟病人或病人家屬談關於 DNR 的議題。以至於病人或病人家屬，沒有跟著醫師拚到最後一刻，也絕對不會得到 DNR 相關的訊息。

加以 DNR 在台灣常被誤認為是「沒希望治癒之後的權宜放棄」，醫師不到最後關頭不願承認「沒有希望治癒」，病人或病人家屬，亦不太容易接受疾病情況已經「沒有希望治癒」，因而醫病雙方都避諱，導致 DNR 相關議題討論被束諸高閣。

曾經有文獻提到，DNR 是美國白人「尊重自主」為核心價值下的產物。不可否認，「個人主義」是美國重要的核心價值，因應而生在醫療上必須「尊重個人自主」，因此面對醫療決策時，尤其是 DNR 相關醫療決定，必須以「個人意願」為主要考量。

這樣的核心價值，更在 1990 年美國聯邦政府通過的「病人自決法案」（Patient Self-Determination Act）中被強調。從

「病人自決法案」衍生出來，美國各大醫院，病人在入院時，會有一些衛教單，提醒病人醫療自主決定的權利，並且讓病人了解有權接受或拒絕醫療處置，同時還包括徵詢病人對生命末期醫療決定的看法，讓病人得以正視 DNR 相關議題。

在台灣，由於核心價值與美國不盡相同，某些醫師傾向於即使病人意識清楚可以做決定，仍然優先或僅與病人家屬談 DNR 相關議題。即使一位醫師以尊重病人意願為主，常常因為努力救治病人，直到疾病情況已經「沒有希望治癒」，才願意談 DNR 議題，而導致病人多半已經無法自己表達意願。

其次，許多病人是以「家庭」甚至「家族」為單位做醫療決定，有情感與傳統文化的包袱，相較於個人自主決定，並不是那麼容易取得共識，使得急重症病人 DNR 的意願，往往無法被彰顯。

台灣醫療環境的氛圍，往往是不到「沒有希望治癒」的地步不談生死，如果效法美國「病人自決法案」，急重症病人一入院，醫院做告知動作及徵詢意願，醫療團隊可能會被認為觸霉頭，先被臭罵一頓。醫療終究還是得跟社會文化的價值關係緊密，病人、家屬，醫師一起怕談，讓單純的醫療

選擇，變得複雜許多。

　　過去在加護病房進行倫理諮詢時，曾經遇過一位裝上葉克膜的病人，由於使用葉克膜的時間很久，使得四肢開始發黑壞死，很年輕，三十歲左右，她的意識清楚，兩眼睜得大大的看著醫護人員說：「救我！」。但是，終究沒人敢去跟病人坦白：「我們盡力了。關於 DNR 妳要不要考慮看看？」甚至是天天來陪病人的家屬，都不知如何開口跟病人討論DNR？死亡，成了大家心照不宣的預測，除了病人不知道以外。怎麼讓病人好走少受苦，成了說不出口的難題。

　　醫學教育長久以來，讓醫學生感覺醫師是「延長生命」的志業，無法延長生命似乎就必須檢討（死亡討論會等等）。醫師自己，其實是懼怕和病人或家屬談生死，對醫師來說，開口和病人說實話，好像昭告天下：「我就是一個失敗者，我沒辦法把我的病人救起來。」導致死亡和失敗綁在一起，醫師被訓練成不顧一切拚到最後，不行了「再說」。

　　現在所有的醫學院校，均有生死學的課程，學生們開始有機會認知死亡是不可避免的。可是當這些學生臨床之後，他們所面對的氛圍，依然是在「要拚到最後一刻」，身為職場新鮮人，當醫療大環境讓他不得不妥協時，在學校所學的

生死學、人文關懷等等，慢慢就被消耗掉了。

　　關於 DNR 議題的生命教育，應該要對一般民眾投入更多，因為醫師根深柢固的觀念，改變他們需要很長的時間與心力，一般社會大眾的生命教育則不然。社會大眾的生命教育，除了讓一般大眾認知死亡的不可避免，並且要民眾自己能有所體悟，人生走到最後那一關，你想自己決定？還是陷家人於要不要簽署 DNR 同意書的兩難？還是由醫療團隊依照常規來處置？

　　DNR 在美國是對個人醫療意願的尊重，並不牽涉到「末期」、「被放棄」的問題；在台灣 DNR 幾乎由家庭成員做決定。於是醫療團隊、病人家屬一起等末期逼近、非談不可時才面對。越晚談，不但病人受苦，家人也跟著受苦。DNR 不該和醫師的失敗，或是末期病人「沒救了、無法治癒」綁在一起。

　　當某些醫療團隊或醫師，牢牢捍衛傳統：「醫師天職就是救人！」其實應該稍微停下腳步想一想，當病人救不起來該怎麼辦呢？生命教育，大家不該像鴕鳥般視若無睹，DNR 的議題，大家更不應該視為洪水猛獸。要讓病人在意識清楚的時候，能充份表達意見，這才是 DNR 精神的所在！

肝硬化之後，醫生怎麼說

李柏居／台大醫院外科部暨創傷部主治醫師

　　五十六歲的林小姐，酗酒多年已達肝硬化，因大量吐血前來急診就醫。肝硬化的病人吐血，最常見的原因，是食道靜脈曲張、或胃靜脈曲張的破裂造成出血。標準治療方式是以內視鏡將出血的地方結紮起來。幸運地，林小姐第一次的內視鏡治療成功了。

　　然而三天之後，其他位置的食道靜脈曲張又出血了，照本宣科地，我們再安排一次胃鏡，不過這次胃鏡因為出血的量太大，沒有辦法成功止血。於是，我們放置了特殊的鼻胃管（SB tube）嘗試加壓止血，沒想到因此造成了重大的併發症——胃部的撕裂傷。事已至此，面對這樣的困境，外科手術修補是唯一的方法；很僥倖的，林小姐在手術後存活了下來。

　　好景不長，手術後第三天灌食之後，病人再一次的吐

血，內科醫師在束手無策的情況下，會診外科再次手術。歷經連續多次的出血，患者在手術的過程中一直處於低血容性休克，正如我們所預料的，開完刀之後送到加護病房，兩個小時之後就往生了。

這件事給了我很大的震撼！

為什麼在病人往生的時候，我一點也沒有「醫師已盡了全力救治病人」的成就感？我有的只是一種說不出的遺憾和痛苦。我始終疑惑著：難道什麼事情都是照著教科書上怎麼寫，或者是醫療常規該怎麼做，就這樣一路做下來？可是做到最後，病人仍然痛苦地往生了。

過程中我們似乎也沒有做錯什麼事情，一切都是照著規定做：有併發症就處理併發症，有出血，該怎麼止血就怎麼做……只是到最後，在面對手術單上遍布的鮮血，我不禁捫心自問：「到底病人她曉不曉得？有一天會突然面對這樣子的狀況？她曉不曉得會這樣的死在一個外科醫師的手裡？」

林小姐知道自己罹患有肝硬化、知道自己有消化道出血，但是從沒有醫師告訴她這是「末期的肝衰竭」！家人和她都以為，出血就去做胃鏡止血，止血了，就可以出院回家，下次出血就下次再說吧；她從不曉得，這樣下去，來日無

多；對於死亡，家屬和她，毫無準備！

　　近幾年來，我專注在肝衰竭照護，才發現其實大多數肝硬化的病人，完全不知道自己的病情；對於死亡、對於可能得面對的遭遇，完全沒有準備！

　　肝衰竭、肝硬化的病人，大部分都是這樣在醫師「意料之內」的死亡！醫護人員極少跟病人講：「有肝硬化、有消化道出血，這是末期的肝衰竭。」因此，對病人本身或家屬而言，這是一個非常快速死亡的過程，患者也沒有機會去對自己有限的未來，做一些規劃安排。

　　肝衰竭的病人，每出現一種併發症，例如出血，身體各方面的功能就會突然往下衰退，但是在積極的醫療之後，會慢慢地回復，只是回不了原點。相較於之前的身體功能，會打個折扣；當下次又碰到出血、或者又碰到一次感染，病情是每況愈下。有的時候，讓人覺得好像快不行了，但是經過積極的搶救，又有機會慢慢爬起來，但是整體長期的走勢，是一直往下坡溜去的，會有那麼一天，會摔到底的；而且摔到底的那天，並不會很久遠。

　　2009 年，台灣地區因肝癌死亡的人數是 7665 人，因慢性肝病及肝硬化的死亡人數是 4917 人。雖然大家都知道肝

炎三部曲：慢性肝炎、肝硬化和肝癌；但在 2009 年，將近五千人，根本還來不及演變成癌症，單單因為肝臟硬化、肝臟衰竭就過世了。

這群肝硬化的病人，不應認為「反正還沒走到肝癌」而心存僥倖，不是每個肝硬化的病人，都會惡化到肝癌的地步才走。我希望能讓年輕的住院醫師知道，當你負責照顧肝硬化的病人時，不要錯認產生癌症之前，都會平安無事。因而錯失了與家屬及病人告知病情的機會，結果，當最後的時刻到來時，造成所有人的錯愕與遺憾。

在門診常常會見到病人挺著碩大的肚子，超音波探頭一擺在病人身上，就看見大量腹水，現在的我，不論是委婉，或是以強硬的態度，會盡我所能的告訴病人：「你這是末期的肝衰竭！」

通常病人聽到「末期」，他心裡就會有個底，對於有限的未來，他就會有準備。如果我們只告訴這個病人：「你罹患了肝硬化併發腹水，大多肝硬化的病人都是這樣的。」於是以一般人的醫療認知，會認為肝硬化併發腹水，是很正常的。

但是肝硬化併發腹水，代表疾病病程上什麼樣的含意？

沒有人告訴病人眞相。大部分的醫師，認爲肝衰竭就是黃疸指數非常高、肝功能 GOT、GPT 非常高、或是患者已經出現低血壓的情況，才是生命末期。然而，實情卻是，早在肝硬化合併其他併發症，例如腹水、出血、意識障礙時，就已經是生命末期了。

在門診見到很多行動自如的肝硬化病人，有多少知道自己已經是「末期肝衰竭」了？我們要拖到什麼時候才打算跟病人談這件事情？難道不該早些告訴病人，讓他有所準備、有所交代？總不能等到出血、意識混亂、昏迷再說吧。等到出血緊急插管，哪有機會來得及聽他交代些什麼？

現今，不管是肝膽內科或者外科，都是以積極的治療面向爲主。門診罹患肝炎的病人人數，多到讓醫師沒有多餘的時間去做詳細的病情解釋。於是大多數的病人，因爲發生併發症來到急診之後，我們才有機會和病人或家屬做病情的告知。

醫護人員對病人死亡的預測，大概只有 20% 是正確的，尤其醫師常是屬於過度樂觀的。大多數的情況是醫師知道病人不好，但是並不認爲患者會在短期內死亡，然而後來病人眞的過世了、造成了醫護人員的困窘。這樣的困窘，這樣對

生命長短錯誤的評估，會讓病人與家屬們措手不及。

　　跟病人解釋肝硬化到底有多糟？是非常重要的。肝硬化合併肝衰竭死掉的病人年紀，大部分只有五十來歲。相較於其他慢性疾病，例如心臟衰竭、肺臟衰竭，腎臟衰竭，都不會這麼年輕就死亡。所以醫護人員更要把握時間，告知患者病情以提早準備。

　　肝硬化病人一旦消化道出血，生命預期大概就是 7-10 年，出血也許不困難處理，甚至不需要做胃鏡，靠些藥物就可以治療了；但是肝硬化是不可逆的一個過程變化，每發生一次急性靜脈出血，死亡率就高達 10%-20%。肝硬化一旦產生大量腹水，只有 50% 的病人可以存活超過兩年。

　　我們常常在急診室見到一種病人，這類患者通常 2-3 週會來抽腹水。因為肝硬化產生的腹水很多，因此擠壓到胸部造成呼吸喘促，如果我們將肚子裡面的水抽掉，患者就會舒服一些。

　　只是鮮少有住院醫師，會告訴患者實際的病情。往往住院醫師在急診室把腹水抽掉後，病人就開開心心舒服的回家去。其實，這是一種頑固性腹水，意思是指使用利尿劑，使用低鈉飲食，病人的腹水還是非常大量無法控制，這類的病

人其實半年之後，都不太再有機會見看到他。因為根據統計，這類患者六個月的存活率不到一半。

另外棘手的是，大部分肝硬化的患者，不願意接受這些現實，他們常常會想：「我現在雖然有腹水、雖然已經肝硬化，可是我還在上班，我每天能走來走去，我還算是個正常人，你憑什麼說我只可以再活幾年？我為什麼要信任你這個醫師？我應該去找個認為我還有機會，願意積極治療我的醫師，或者去等個肝臟移植之類的……」

所以目前我們的做法是，如果患者一個人自己來門診，我們會要求：「下次請你家屬一起來，我們想要跟他們討論一下你的病情。」我們會在家庭會議中，與家屬及患者解釋現在病人到了什麼地步？病人接下來可能會碰到什麼樣的狀況？遇到這樣的狀況，有怎樣的方法可以選擇？如果這步不行，我們會做什麼？最後萬一非得選擇開刀時，我們會怎麼手術？手術的死亡率及併發症發生的機率，都必須一五一十的解釋清楚。

大部分能夠理解我們解釋的病人，不希望在生命的最後一段時日接受手術，因為那類型的手術，死亡率高達30%-40%，即使手術成功了，能夠延長的生命其實也並不久。

　　另外，我們應該要讓民眾知道，即便是健保給付的項目，不見得對你的疾病是眞的有幫助的。不是所有肝衰竭的病人都適合洗肝（血漿置換或血液層析），因爲洗肝仍然有洗肝的風險及併發症。以目前的技術，這樣的方式最主要是作爲肝衰竭患者，到肝臟移植間的等待橋梁，這樣的治療，並不如洗腎血液透析般的可以永久持續下去。

　　總之，目前肝硬化的病人，我們會在家庭會議中做到病情的告知，接著嘗試去瞭解患者及家屬的需求，儘可能的提供各方面的協助。我們知道，醫師，本來就不該逃避面對病人的死亡，唯有醫師坦誠的告訴病人即將到來的死亡，病人才能眞正的放下對治療錯誤的執著。

　　曾經有位家屬在病人往生後打電話給我，謝謝我們在半年前對他父親的照顧及詳細的病情說明：「父親在過世前的兩個月，仍然每天跟著家裡的小黑，在自己的田埂中巡田，即使已經無力下田農作，他仍然像從前一樣，每天在自己的田裡遛狗散步。」電話的那頭，兒子很平靜地說著：「父親交代好了所有的事情，包括他想跟阿公阿嬤葬在一起……他還交代我們，如果昏迷了，就不要再送去醫院麻煩你了，父親要在家裡，嚥下最後一口氣。」

「醫師是要救人的，不要讓醫師把救人的時間，浪費在一個已經要往生人的身上。」他忍不住哽咽：「這是父親最後的一句話。」

電話這頭的我卻感動不已：一個準備好的死亡，也可以如秋葉，凋零卻淒美的回歸大地。

我不知道為了維持病人的尊嚴和生活品質，即使縮短了一些毫無意義的生命，這樣的作法對不對？但是我知道，行醫的路上，我會盡可能的將我所知道的，轉化成病人聽得懂的語言，讓他們對即將到來的逝去，有所準備，了無遺憾的走完這一生。

救不了病人，救家屬

蔡翊新／台大醫院創傷醫學部暨神經外科主治醫師

在生命末期的照護觀念上，可看到時代的演進。過去是「冷」處理，現在是較「理性的」處理，態度不一樣。隨著病人家屬消費者意識高漲，面對不同的病患，會面臨什麼樣的困境，會做出什麼樣不同的決定，越來越考驗著醫療團隊的智慧。

民國 89 年，那時候我是 R2，住院醫師第二年，有一天在神經外科加護病房輪班。當晚有位肝硬化併發食道靜脈曲張的病人，上消化道出血休克，借床到神經外科加護病房來照顧。

來的時候是晚上十點，主治醫師跟總醫師都跟著病人進來，主治醫師交代：「要幫他輸血。」總醫師說：「要盡量救他。」然後他們就離開了。接下來就由加護病房的醫護人員接手救治這個病人。

　　我們幫他輸了很多的血，灌了很多的點滴，血壓還是一直維持不住，只好用上強心劑。可是強心劑用了以後，血壓假象的維持一段時間，但是到了半夜一點左右，強心劑的副作用開始出現，因為強心劑的血管收縮作用影響了身體其他地方的血液循環，例如說腎臟的血液循環不好，一些毒素開始排不出去，尤其是鉀離子很容易就高起來，造成心律不整，太高的時候，就會突然讓心臟不跳了。

　　我們開始做心肺復甦術，一邊請實習醫師幫病人做心肺按摩，我趕忙聯絡主治醫師，病人狀況有變化了。另一方面我想勸家屬簽 DNR 同意書，放手讓病人好走。

　　主治醫師卻告訴我：「C 到底！」C 就是 CPR 的意思，再聯絡總醫師，請他來幫忙，因為只有我跟實習醫師兩個輪流搶救，總醫師給我的答案是：「C 就是了，你 Call 我也沒有什麼用啊，難道叫我去幫你 C 嗎？」

　　我們只好輪流幫病人做 CPR，當實習醫師壓的時候，我換手下來讓手臂休息一下，一方面去跟家屬討論：「是不是不要再增加他的折磨？因為聯絡過主治醫師，他也束手無策了。」家屬很猶豫不決，沒辦法知道病人的想法是拚？還是好走？從一點鐘 CPR 到了三點多，家屬看到病人肋骨壓

斷，口冒鮮血，真的是於心不忍，才一簽完 DNR 同意書，病人就過世了。

這病人因出血住院，我們就解決出血問題；休克了，我們就讓他血壓再升起來；可是一直都沒有醫師想到要去跟家屬談 DNR 作為最終的選擇。從就診、住院以來，都沒有醫師跟他或家屬講這件事。

物換星移，主治醫師已升教授，總醫師也變成資深的主治醫師了。可是同樣的狀況，依然存在於現在的醫療環境裡，還是有很多醫師根本不去面對臨終照護這個議題，根本不太願意坦白的講：「病人已經是生命末期了，他自己或家屬，可以有一些好走的選擇。」這不等於扼殺了病人可以善終的機會嗎？

救人當然是我們醫師的天職，可是你確定他是救不起來的，難道你還是真的按表操課，治療他到最後一刻嗎？還是說病人在超過醫療極限後，真的要走了，醫師該幫忙讓他有「好走」的選擇？

以前的醫師是不太去顧及將死掉的病人，這牽涉到人性的很多面向。他會覺得：「讓病人好走」等於「放棄」，等於承認醫療上的「失敗」。直到現在還有很多的醫師，甚至會

去誤導、去責怪家屬：「是你們自己要放棄的，我可沒有。簽 DNR，是你們做的決定，我可沒有要放棄這個病人的意思。」

　　尤其是外科的醫師，外科的治療常是「立竿見影」！如果病人死掉了，就好像是你開了這個刀，手術卻失敗了一樣，有些醫師沒辦法接受這樣的狀況。十年晃眼過去，當初醫界很難去認同臨終安寧照護這樣的觀念，到現在，還是進展有限，有些醫師還是很難去接受生命末期的照護理念。

　　我在神經外科訓練完後，開始有自己的病人，因為我都是處理神經急重症病人為主，很多病人來的時候，狀況就已經很差了，死亡率當然也是高的，每天都在處理這些生死交關的事情。

　　有位太太讓我印象很深，先生載她出門，據說在出門前，兩個有點小爭執，先生叫她不用跟，但是她堅持要去。然後機車被違規左轉的汽車擦撞，太太當場摔出去，送來急診時重度昏迷，昏迷指數就是最低的三分，一些腦幹的基本反射都沒有，瞳孔放大。做了斷層，整個腦非常的腫脹，是嚴重缺血、缺氧的變化，顱底骨折的外力直接衝擊腦幹，破壞了生命中樞，完全沒有存活希望了。

　　在急診時，因為腦幹還沒有完全壞死前，會有一個「自主神經風暴」現象，體內的腎上腺素大量分泌出來，血壓、心跳會亂七八糟，大部分是突然血壓升得很高，心跳衝得很快，然後突然就停下來。所以病人曾在急診接受了二十分鐘的 CPR。等到自主神經風暴過去，心跳又恢復了，因為她心臟本來就是好的。

　　既然穩定下來，看起來也不是開刀可以解決她的問題，就讓她轉到加護病房觀察，在送去加護病房的路上，我不斷自問：「還可以幫她做什麼？可以幫家屬做什麼？」

　　病人的三個孩子很快就趕到醫院來，看來都只有十八到二十歲左右，而且被父母雙雙車禍受傷嚇壞了，對肇事者既憤恨又無從面對。

　　經顱超音波和腦部灌流斷層檢查，確認她的腦循環已完全中斷，雖然未經過腦死判定程序，但臨床上已可認定無存活機會了。因此入住加護病房後，我們臨時召開家屬討論會，說明病情並給予後續照護的建議。病人的子女此時已較平靜，能接受我們的解釋與建議，但必須再由他們的父親做最後的決定。

　　病人的先生自己也受傷，輕微頭部外傷、意識清楚、生

命徵象穩定，但是大腿骨折，躺在急診等骨科開刀。先生既然是決定太太後續醫療最重要的決策人，當然要想辦法讓先生來看看他太太。但急診室反對：「他是急診的病人，要把他挪到四樓加護病房去，沒有人可以護送，萬一有什麼狀況，也沒有人可以負責。」既然有這樣的理由，只好想辦法解決。

經聯繫骨科醫師，病人雖然有骨折，但已經暫用石膏做外固定，這樣挪動應該也還 OK；感謝急診處副護理長自願幫忙，跟著我護送這位先生去加護病房。沿路上，我為病人的先生做心理建設，稍微講一下他太太變成什麼樣子；推進加護病房，就讓她先生的躺床，跟太太的病床並排在一起。這先生發著抖，牽起太太的手，難過哽咽到說不出話來，一方面非常自責，一方面又極其悲傷。

是該給他一點時間去發洩一下，十五分鐘後，慢慢的他比較平復下來；就在離開加護病房前，我做了一個以前沒做過，也不知道為什麼要這樣做的一個動作：我拉住這先生的病床，輕聲地告訴他：「你的孩子需要你。媽媽已經這樣了，他們需要你一起度過這一段，一起決定怎麼樣讓媽媽以最沒有痛苦的方式離開。」這段話讓在場十幾個醫護人員都

紅了眼眶。

回到急診後，他們做了一些討論，兩個小時以後，大兒子帶著爸爸簽好字的 DNR 同意書來加護病房。病人腦幹衰竭速度太快，在她受傷後差不多十二小時，病況急轉直下，家屬簽自動離院就帶回家。病人的先生隔天接受骨科開刀，如果不是我們先安排他來見太太最後一面，等他開完刀才知道太太已經過世，情何以堪啊！

在第一線處理急重創的病患，以往鮮少有人想到，這些病人也可以跟癌症病人一樣，在生命末期是可以做安寧療護的。急重創的病人，其實死亡率甚至比癌症高，那為什麼這些病人就沒有機會，從醫護人員這邊得到一個選擇善終的訊息呢？

五年前，台大醫院外科加護病房統計過，簽 DNR 時間有 89% 都太晚了，都是在病人快要死掉的前一兩天。拖到最後再簽 DNR，那張 DNR 簽與不簽，實際上已經沒有意義了，病人該受的罪都受了，只差最後臨門一腳無效的CPR 而已。

「救不了病人，救家屬！」這是自己這麼多年來，在處理生命末期病人安寧療護上的省思。很多家屬在簽 DNR

後，害怕病人會不會被放棄？所以減少無效醫療時，必須跟家屬們解釋一下：

- 減少餵食，因為可能加速器官的衰竭。
- 不見得要放置鼻胃管或口胃管，因為可能導致口腔傷口再度出血；無腹脹現象，便不需鼻胃管減壓。
- 減少強心劑，是因為會增加腎臟等器官衰竭機會，降低周邊循環，造成身體浮腫與發紺等副作用。
- 可以冰敷骨折血腫部位，讓腫脹漸消，外觀逐漸恢復。
- 依舊可以給予適當的抗生素，以防止傷口感染，外觀受損。
- 治療原則上，如果器官先衰竭了，就做緩和安寧照護。
- 確定腦死後，才會做器官捐贈。

既然是「救不了病人，那就救家屬」，要盡量幫助家屬，讓他們充分了解病情資訊，聽得懂醫師在說什麼。如此一來，家屬不論最後做的選擇是什麼，才會心安理得，親人走了，他們才能走得出喪親之痛，回到生活的常軌上。

醫生的心，也是肉做的

張麟／台北市立聯合醫院
仁愛院區外科加護病房主治醫師

記得在台大醫院當第三年住院醫師時，開始隨堅叔會診，堅叔一直告訴我們，在急診看病人時，第一時間跟家屬解釋病情的第一個醫生，角色很重要。

假使病人的情況明明已無轉圜餘地，第一個醫生卻跟家屬說：「放心，我們會盡量給病人治療。」結果當下一個醫生打開天窗跟家屬實話實說，或是談 DNR 等等，就會變得很困難，因為家屬會記得：「第一個醫生說要盡力治療，為什麼你現在來說的反差那麼大？」衝突會因此而起。

如果第一個醫生看了，就誠實告訴家屬：「在我們專業判斷上是這樣的情況，遇到這種情形，我們也很遺憾。但是病人現在已經變成這樣了，我們就讓他好好地走，你們也好好陪陪他……」大家若都很理智地這樣去面對，家屬的接受度就會比較坦然。

　　自己臨床慢慢看多了，我覺得不只是末期病人要被照顧，應該是連家屬都要被顧及到。尤其是病人如果曾經表達過他的醫療意願的話，要盡量地滿足和成全，而不要去違逆不在乎。

　　一個食道癌末期的病人阿里哥，當初入院時，他並不知道自己有癌症，因為大量吐血所以在消化內科就診，之後因為血止不住，做了內視鏡檢查及試圖止血，看到有一個在食道裡的潰瘍，外觀看起來很像是惡性的東西，於是會診了消化外科。

　　阿里哥當時出血得很緊急，狀況已經很不好，所以外科醫生做了一個比較快的手術，先把出血的地方控制住，然後把食道直接拉一個造口出來。阿里哥還算年輕，六十多歲而已，恢復得也還不錯，不久後又幫他做了一個灌食用的胃造口。

　　但過了幾天以後，引流管流出一些膿。在清肺部膿瘍時，同時取樣送病理化驗，才發現竟然也是轉移！對阿里哥來說這樣的劇情簡直是急轉直下，由本來自認為除了酗酒外身體狀況都還好，一住院就被診斷出是食道癌，不多久，本來以為單純的膿瘍，又被診斷出是食道癌肺轉移，等於已經

被判爲末期病人了。

　　家屬跟腫瘤科醫師一直在討論：「以現在這樣的情況，化療對病人適不適合？身體到底撐不撐得住？在這麼多感染之後，阿里哥越來越虛弱，接下來的治療該怎麼做？」

　　從這個時候，就應該要開始要進入生命末期的醫療決策，台灣傳統民情往往是：「醫生你跟我們講就好，不要跟病人講。」我觀察到阿里哥太太跟他互動很不錯，有一次會客我跟他太太提：「妳覺不覺得該要跟阿里哥講眞相？」，

　　阿里嫂想一想：「本來只是覺得，當然不要跟他講這麼壞的消息，可是我現在仔細考慮，以他的個性不跟他講，他好像會生氣？」我鼓勵她：「我也是同樣的看法，妳覺得要怎樣講比較好？」於是阿里嫂回家跟女兒討論了一兩天，決定怎麼樣去跟阿里哥說這壞消息。

　　來跟我說時，阿里嫂猶豫難免。「好，那我時間先給你們，你們跟他談一談，妳若覺得需要我協助，妳就出來揮揮手，我們醫護人員會過來，大家一起把壞消息跟阿里哥討論。」我幫阿里嫂打氣。

　　其實阿里哥聽完，很平靜，他反倒說：「本來就覺得病情應該是這樣，只是奇怪也沒人要跟我說，聽完以後心裡一

片清明，要開始規劃交代，不然到時候莫名其妙地死了，事情都沒有安排。」

他們決定先不要做化療，因爲很怕目前病情暫時維持的不穩定平衡又會一下被打破。慢慢地，我提議讓家屬帶東西給阿里哥吃，雖然說他的食道造口使得他吃什麼就掉什麼出來，但是人到這個地步，還是會嘴饞，就滿足他的口腹之慾吧！

接下來請阿里嫂帶幾本相簿來：「你們跟他多團聚，時間儘量留給你們，有什麼變化我會主動跟妳說，其他若想到什麼事情問我再找我，沒事情我就把時間都留給你們。」這樣持續了一段時間，後來阿里哥必須做氣切，我也幫他換成可以講話的。

腫瘤一直在惡化，一方面感染又很多發，阿里哥始終沒辦法好到可以完全脫離呼吸器，但是他每天都可以脫離機器一小段時間，每到會客時，他就好像在郊遊野餐，吃東西、聊天、看相片……最後阿里哥在呼吸加護病房往生。

阿里哥臨轉出外科加護病房前，他女兒跟我講：「因爲爸爸生意失敗酗酒，然後跟家裡的關係很冷漠很差。在關廠之前，我們家其實曾經是幸福和樂的，所以才會留下那麼多

照片。」

　　因爲酗酒，阿里哥和家人幾乎不互動，但住院後，可能是面對生死了，所以大家彼此觀感也變了，在後面這幾個月裡，阿里哥女兒說：「其實我們很感謝醫療團隊，雖然爸爸剩的時光很少，可是我們又找回了原來那個可以跟我們過溫馨生活的爸爸。」我覺得，所做的一切，不管是對阿里哥或是他家人，都是值得的。

　　面對末期病人家屬，也有無力感的時候，廖伯伯是腸穿孔敗血性休克，內科會診外科，外科去看就跟家屬說：「廖老先生可能開刀也很難存活，如果你們願意拚，就拚拚看。」家屬要求就拚拚看，手術完，還是一路在變壞。

　　「內外科醫生都盡力了——」我話沒說完，廖伯伯兒子就一直哀求：「妳一定要救我爸爸！」不管怎麼跟他說明到生命末期的醫療極限，他都聽不進去，只是不斷重複同一句話：「妳一定要救我爸爸！」

　　在這次經驗裡，一直覺得這件事，身爲一個醫師，我是哪一個點沒有找到，以至於無法跟他好好溝通？我直覺他應該是心中有一個結，不曉得是某一種虧欠？還是種什麼情愫？結沒有被找到！

　　廖伯伯即將要往生了，醫護人員開始 CPR，等家屬趕到，當廖伯伯兒子看見所謂急救就是這樣子，隨即大哭：「不要再這樣弄了！」這個病例我印象很深，也感到遺憾而難過——如果能夠早一點找到癥結點在哪裡，廖伯伯往生過程，會少受些苦、圓滿些。

　　病人有沒有昏迷，某種程度上也會決定家屬的積極度。比如說病人很清醒，雖然他狀況很不好，可是家屬會覺得他看起來好像還有求生意志，應該要再積極一點拚拚看。如果病人剛好伴隨一些中風等就再也沒醒過，家屬會比較傾向於去回想，病人之前是否曾經交代過什麼事——我們是否不要再勉強了？

　　對於生命的看法，我一直都覺得像過客。生，你不能決定；可是希望在走的時候，是圓滿的。至少在一般的社會或家庭觀感，我們總是希望家人走的時候，沒有什麼痛苦，看到他遺容遺體的樣子，也讓我們覺得不會對不起他，這該是大部分家人會有的共同心理期待。

　　一個治得好的病，醫生沒有把它治好，就是一種失敗；一個攤在大家面前，都認為不會好的病，沒有讓病人善終，也是一種失敗。重點在於醫生有沒有去辨認那個病：是能治

的？還是不能治的？

　　如果這個情況，拿給十個醫生看，十個醫生都認為：「這明明就是個疾病末期，而且是不可逆的。」病人可以有多種的選擇方式，而不是走到最後，被 CPR 半小時然後才「很難看」地往生，為什麼我們要剝奪病人選擇的權利？

　　有些家屬會說：「病人一定要回家。」好，就回家去，但要盡量別讓病人在拔掉管子之後，出現那種瀕死的每一口氣都在掙扎的喘息，如果讓家屬看到那種畫面，是不人道的，讓病人喘成這樣也是不人道的。我常常跟醫療團隊同仁說：「如果你自己不希望喘死，你就要努力不要讓你的病人喘死。」

　　醫病之間，最重要的是互信，如果我不信任你，你跟我講什麼，我都會存疑，不管你跟我解釋病情或你跟我談 DNR，我都會懷疑你看病功力行不行？你說病人不會活是真還假？那我再去問別人，你為什麼說他這樣子會死掉？是不是你們醫院不好？醫生不夠厲害？

　　所以我覺得，其實從最根本的來說，應該是醫病關係要能夠回到比較互信一點的關係。當然在每一個領域，都一定會有一些人的行為或表現，不是那麼符合社會大眾的期待，

但是如果我們因此而認定所有人都是壞人，從此失去互信的話，就算出發點立意再好，大家也很難進一步交換意見，更遑論充分溝通，達成共識。

因此，我只得說：「請相信，醫生的心，也是肉做的！」我們看得太多，並未變得麻木不仁，只有更多無奈不忍，請相信，我們會好好照顧你們的家人，若醫療的極限讓他已不能好轉離開加護病房，至少，要讓他能平靜尊嚴地離開人間，無苦痛，無懼怖。

沒走之後

彭仁奎／台大醫院北護分院家庭醫學科主治醫師
台大醫院雲林分院社區及家庭醫學部
緩和醫療病房主治醫師

　　簽署 DNR，或者在病人臨終時依其心願返家往生，僅能說是拿到了善終旅程的「入場券」。

　　後續的故事，如果欠缺專業的協助、家屬的積極參與，那麼病人的善終與否，還真要靠點運氣。以常見的「留口氣回家往生」為例，最順利的情形，就是回家幾小時後，該來的親人都到齊，沒有任何突發狀況，而病人平緩、舒適地在沉睡中離開（最好是病人還曾經稍稍清醒、交待一些事情）。這樣的結局，是大家意想的圓滿。然而，我們可曾為其他的狀況或可能性，做好周全的準備？

　　有位住在雲林麥寮的阿婆，生命末期由家屬協助留口氣回家，沒想到卻撐了快一個禮拜都沒走，家屬很慌張，不知道怎麼辦，他們就找原來醫院的病房求助。病房也不知道該怎麼辦，他們也沒有這種出院後沒如預期往生者的後續服

務。不知透過怎樣的管道，輾轉聯絡到我，於是家屬來我的門診尋求協助；當天下午，我便和安寧居家護理師一起去看阿婆。

麥寮算是保有傳統文化的地方，阿婆被放在正廳中，擱在硬木板床上，是那種有一條條間隔、很硬的木板上。鄉裡習俗就是所有人都會聚過來，親戚朋友之外，許多不認識的人也在旁邊繞來繞去。

我們一進去壓力還滿大的，大家盯著我們看，似乎在瞧瞧這兩個人到底有多厲害？能怎麼處理這個困境？其實一看這床，就知道不妙了。

因為習俗的關係，阿婆必須躺在硬木板床上，她背上就被木板壓出一條一條的褥瘡，皮膚壞死，肌肉裸露。阿婆還有一點意識，所以一直唉一直叫，雖然不大聲，但忽高忽低仍令人驚恐。阿婆身體已經有很濃的異味，因為沒有人會做護理，旁邊飛著不少蒼蠅圍繞，就看一個氣若遊絲的活人，在那邊等死。

我們當場馬上先確認阿婆不舒服的原因，首先跑不掉的一定是疼痛。於是先請護理師幫她打皮下針，讓疼痛趕快解決。接著我們做身體檢查的時候，發現一壓病人的肚子，她

就不安地扭來扭去，仔細一摸，發現膀胱很脹。隨後護理師幫忙導尿，竟然導出 1500cc。一般人膀胱大概裝了 400cc 尿，就非上廁所不可。可能尿液已經存了好幾天，阿婆因為虛弱到尿不出來，那 1500cc 積蓄的感覺，應是快爆掉般的難受。

導尿的過程中，家人手忙腳亂的一直找容器接，我們則慢慢按壓她已經鬆弛的膀胱。導完尿之後，阿婆的掙扎減少，開始比較安靜，只剩似有若無的喘氣聲。

醫師為了撐住末期病人的生命徵象，即使在臨終前還常常不斷地灌水升壓。然而，在生命被延長的過程當中，病人難免遭受到以下副作用：水腫、體液過多（腸液、尿液、呼吸道分泌物……）等等，阿婆就是很典型被灌太多水的血淚教訓。

其實，面對臨終病人，尤其是已經有 DNR 或已表達返家意願者，如果醫師多一些警覺心，適當地減少水分給予，那麼病人的身體反而不會有這麼多的負擔。

我們接著找出阿婆的主要照護者，由護理師教她要怎麼舒適護理，以及如何減少病人的異味。我們盡可能以鼓勵代替責備，因為主要照護者的壓力很大，而且或許從來沒有人

好好教過她，如何照護臨終病人。

　　就像堅叔說的一樣，這個家族二三十個人，照顧的人不見得是決策權力最高的人，反而是個年輕輩份小的；在阿婆家，主要照護者是個二十歲出頭的年輕的孫媳婦。如果我們沒有適當地鼓勵這個孫媳婦，誰知道會不會有家族的長輩站出來斥責她？把阿婆照護不佳的責任都往她身上推？

　　處理完病人的狀況後，接下來進入另一個重頭戲：「家庭會議」。我清了一下嗓子：「我想認識阿婆幾個重要的家屬，除了主要在照顧阿婆的，再來是誰在當家做決定？誰講話說了就算數？其他還有誰很關心阿婆、很想聽聽阿婆病情的，請都把他們找過來一起聽。」除了阿婆家人，又加上幾位老人家，聽說是家族老一輩的這個公、那個婆之類，就是那種有輩份、很關心、可是常常會冒出一些很奇怪意見的親戚。

　　「我知道每個人都為阿婆好，每個人都想講兩句做參考，可是這樣意見就會有一兩百個，因為阿婆的時間很緊迫了——」有人開始在一旁泡起老人茶，似乎準備要聽開講。

　　我環視廳裡一屋子人：「阿婆狀況大概目前可以做的事有⋯⋯接下來能做的照顧是⋯⋯」最後還是忍不住要說：「我

很擔心阿婆躺在這硬木板床上，是很不舒服的。她太虛弱了，能不能先把阿婆移到她平常睡的床上？」

「不行！」一個老阿公很威嚴的反對：「現在躺的方向位置，是師公算過、看過、決定好的，不能亂移亂動。」

為了讓阿婆能躺舒服點，我試探著問阿婆兒子：「那可不可以請師公再算個時間？讓阿婆躺回到床上去？」

這老阿公沉著臉：「得先問師公看看行不行？」他不過是家族中的一個什麼遠房親戚吧？冷酷得讓人印象深刻：「說搬就搬，哪那麼簡單，搬上搬下也要有吉時可以配得上，才不會敗家敗子孫。」

一個滿臉皺紋老阿婆邊揮手趕蒼蠅，邊陰陰的指責照顧垂死阿婆的那個年輕孫媳婦：「交代妳顧一個人，是不甘願喔？妳都能顧成這樣？」

我趕忙跳出來解圍：「蒼蠅這麼多或是褥瘡嚴重，不是她造成的。」要先把這個主要照顧者的壓力先紓解掉：「她剛才也是很認真在跟護士小姐學照顧。阿婆變成這樣，不好意思，是因為出院的時候很趕，沒有及時傳達給你們正確的照顧方法。這真的須要有一些專業技巧的。」

我沒有指責這家人，雖然阿婆會變成現在這樣，其實全

家族都有責任。此時此刻，我也只能強調、並嘉許大家對阿婆的關心，過程中，還要去把家族中對孫媳婦的一些責怪化解掉。

好在阿婆導尿完，做一些處置之後，看起來好多了，所以這時講起話來，比較能贏得信任感。只是，兩天後再次探訪，最後阿婆還是沒能等到移床，就在當天晚上八點多，她走了。

雖然安寧療護在台灣已經推廣超過二十年的時間，但仍有相當多的末期病人，在住院期間從來沒有照會過安寧療護團隊，也沒有做過病危返家的準備與衛教。當病情急轉直下，就搶時間趕辦自動出院回家。回家之後，如果過幾天沒往生，有的又趕快送回急診，有的就只能束手無策、坐視病人在苦苦掙扎中等待往生。

在留口氣回家往生這件事上，有兩個基本要素，是一定要顧到的：

一、診斷書一定要開好，因為這牽涉到病人死診開立的問題。很多家屬連診斷書都沒開，急匆匆便把病人帶走。

二、病人住院時用藥，要怎樣讓病人返家後能夠持續使

用？疼痛控制用藥有沒有開？症狀緩解用藥有沒有開？有沒有教會家屬如何使用？

曾經有醫師這麼跟我說：「反正當病人離開醫院，就與我無關了。」正因為他們自動出院、自己「違背醫囑」，所以很多用藥沒開到，怪不得誰。針對這樣的想法，我是存疑的。

再來牽涉到一個問題，很多病人出院前還可以吞嚥，回到家卻無法吞嚥。或者是出院前可以靠靜脈注射藥物，回到家卻沒有適當地途徑給藥。因此，臨終返家（留口氣回家）的病人，一定要確保他用藥的途徑是穩定的，譬如說可能要打皮下針，就要先教好家屬用皮下針；若已意識不清的，或可用貼片……出院前給藥程序、給藥的途徑，都要先須多方設想到，跟家屬溝通清楚。

此外，醫師盡可能針對生命末期的存活期進行預測，也是很重要的。醫師不是神，不可能每次都猜得很準確。但如果能夠讓病人或家屬知道，病人的生命期是以「幾小時」、「幾天」、或「幾周」來計算，甚或佐證一些「瀕死症狀」或「預測模式」進行推估，那麼及早進行溝通，並考慮會診安寧療護團隊，就還來得及幫家屬先做返家後的應變準備。

　　回到家之後，對病人家屬的臨床照護交代是很重要的，要教他們怎麼去翻身、擺位照顧，清理、用藥……很多瑣事要先學會，才不至於發生狀況手忙腳亂，不知如何是好。這時候，護理師及許多安寧療護團隊成員（社工師、宗教師、志工……）就能幫得上大忙。

　　臨終返家的考量，也要考慮到病人本身的狀況，每個病人的期待也不一樣：有的只要在醫院照顧到只差最後一口氣，就趕快回家，避免到家後又再拖累到家人。有的病人則是希望，至少趁他還清醒的時候回家去看一下，跟家人聚一聚，在熟悉的環境當中接受照護、平安往生。我認為，病人的意願是最重要的指標，同樣的病況可能有不同的照護方案，必須因人而異、因地制宜。

　　家屬一旦有考慮到要讓病人臨終返家的話，在醫院時就先得想好這件事情，跟醫療團隊進行溝通。同時詢問醫院有沒有安寧療護團隊？有沒有提供居家安寧療護？如果有的病人不是住在本地，在他回家前，要先把居住地有提供安寧療護的醫院先找出來。萬一病人住的地方沒有相關服務的話，家屬是不是就該慎重考慮不要那麼快出院？或者有沒有其他的替代方案？

　　生命末期的照護，無論專業知識、臨床經驗、還有醫病間的溝通，樣樣要周全。在照護末期病人時，假設大家根本就沒在花一些心力關注「臨終返家」這件事，只是天天盯著病人今天血壓多少？還要追加什麼藥？打什麼針？裝什麼機器？繼續拚，繼續、再繼續，這樣對嗎？當問題發生時，會不卡住嗎？病人真能如願平安返家、得到善終嗎？

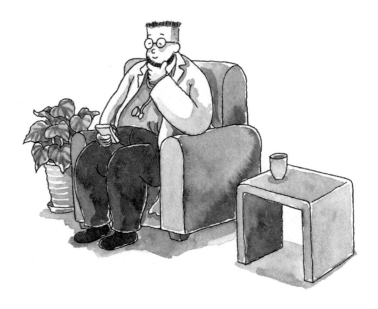

善終不是理所當然的，善終是要自己去追求的！

善終是留給有計畫、有準備的人的。除此之外，還要能夠碰到「醫生」也「顧死」的醫療團隊，他們除了擁有高超的救命知識及技術之外，還必須有正確的生死觀，醫生能夠接受死亡，病人及家屬才能坦然面對死亡，病人才有機會善終。

我想安寧界前輩們如果看完第四章，應該感到一點欣慰，二十多年來安寧療護的種子不僅如春草年年綠，同時也在生根發芽。台灣安寧病房的發展有目共睹，再加上共同照護的推展，真正落實了以病人及家屬為中心的人性關懷照護。

有一次我聽到趙可式老師的演講：「我最大的願望是台灣不需要安寧病房。」乍聽之下以為聽錯了！仔細一想，這才是最高境界，以安寧病房為標竿，帶動安寧的理念蓬勃發展，醫療相關人員個個都有著「預防受苦」的觀念與知識，這麼一來，普通病房有安寧、加護病房有安寧、整個醫院有安寧、社區有安寧、基層醫療有安寧，有沒有安寧病房就不是重點了。

這些年來，歷經許多死亡，但是並沒有因為如此而

變得習慣死亡，每次決定放手都是「天人交戰」，但是我也從不逃避，因為那是我對病人的責任。每次面對死亡，就多一次的成長，因為家屬用真情回饋鼓舞我，因為病人用生命教育我。每個生命結束的過程，都在傳達生命意義的訊息，只是看你是否感受得到而已。

二十世紀以來醫學高科技發展及高度分工的結果，形成了醫療疾病化、數據化、器官化、商業化、物化的亂象，似乎少了那麼一點「人」的味道。自從我接觸安寧療護以來，真正的感受到以病人為中心，以家屬為中心的重要性，除了能夠提供所謂生死兩相安的生命末期照護之外，在平常行醫的過程，無形之中對於「人」的感覺，也越來越濃厚。

許多醫學界的老前輩不斷耳提面命的提醒我們，台灣醫療的方向，除了跟上、超越先進國家之外，還要強調本土化的特色，滿足台灣民眾的需求。例如：「臨終返家」，在台灣是重要的風俗習慣，我們應該提供很好的服務才對，可是醫院常常以所謂「自動出院」或者是「違背醫囑出院」的態度處理；至於返家後基層醫療也不願意「蹚這個渾水」，在這種氣氛之下如何「談感動

服務」?

　　雖然 2009 年 9 月，健保局把慢性病八大疾病，生命末期納入安寧病房給付範圍，經過將近兩年了，至此醫界對此並無共識。2011 年 1 月安寧緩和條例第二次修法之後，醫界大老也有許多反對的聲浪，顯然社會上或者是醫界、學界，還需要一段時間對話，才會有共識。縱使如此，年輕一輩並沒有因爲大環境的影響，隨波逐流。

　　在山外山這個章節中，我們可以感受到，不同專科的年輕醫師，都把安寧的理念發揮得淋漓盡致，完全跳脫「疾病」的框架以及的醫學「器官化」的現況。更重要的是，他們都已經把這種理念內化了，能夠用自己的語言闡述同樣的道理。

　　其實人性的關懷本來就是醫學之本，只是在高科技的發展之下迷失了方向。有人說，21 世紀安寧照護理念將會成爲醫學的洪流，且有助於導正目前的亂象，我一直是半信半疑，這十年來的經驗以及今天我看到新生代醫師的表現，我相信在很快的未來台灣的醫學不僅能夠高科技化，更可以高人性化。

國家圖書館出版品預行編目(CIP)資料

夕陽山外山 / 黃勝堅口述；二泉印月整理. -- 初
版. -- 臺北市：大塊文化, 2011.10
面；　公分. -- (care ; 13)
ISBN 978-986-213-277-7(平裝)

1.安寧照護　2.生命終期照護　3.生死學　4.文集

419.82507　　　　　　　　　　100018247

預立選擇安寧緩和醫療意願書

本人＿＿＿＿＿瞭解醫療有所極限，若罹患嚴重傷病，經醫師診斷認為不可治癒，而且病程進展至死亡已屬不可避免，特依安寧緩和醫療條例第四條、第五條及第七條第一項第二款之規定，簽署本意願書並同意加註於本人之全民健康保險憑證（健保IC卡）內，選擇接受安寧緩和醫療，於臨終、瀕死或無生命徵象時，願接受緩解性、支持性之醫療照護及不接受施行心肺復甦術。

簽署人：(簽名)　　　　　　　國民身分證統一編號：

住（居）所：

電　　話：

出生年月日：中華民國＿＿＿＿＿年＿＿＿＿＿月＿＿＿＿＿日

在場見證人(一)：(簽名)　　　　國民身分證統一編號：

住（居）所：

電　　話：

出生年月日：中華民國＿＿＿＿＿年＿＿＿＿＿月＿＿＿＿＿日

在場見證人(二)：(簽名) 國民身分證統一編號：

住（居）所：

電　　話：

出生年月日：中華民國＿＿＿＿＿年＿＿＿＿＿月＿＿＿＿＿日

法定代理人：(簽署人未成年方須填寫)

簽　　名：　　　　　　　　國民身分證統一編號：

住（居）所：　　　　　　　　　　　電話：

醫療委任代理人：(簽署人為醫療委任代理人方須填寫並應檢附醫療委任代理人委任書)

簽　　名：　　　　　　　　國民身分證統一編號：

住（居）所：　　　　　　　　　　　電話：

中　華　民　國＿＿＿年＿＿＿月＿＿＿日

附註：

一、安寧緩和醫療條例第三條規定：

　　本條例專用名詞定義如下：

　　1、安寧緩和醫療：指為減輕或免除末期病人之痛苦，施予緩解性、支持性之醫療照護，或不施行心肺復甦術。

　　2、末期病人：指罹患嚴重傷病，經醫師診斷認為不可治癒，且有醫學上之證據，近期內病程進行至死亡已不可避免者。

　　3、心肺復甦術：指對臨終、瀕死或無生命徵象之病人，施予氣管內插管、體外心臟按壓、急救藥物注射、心臟電擊、心臟人工調頻、人工呼吸或其他救治行為。

　　4、意願人：指立意願書選擇安寧緩和醫療全部或一部之人。

二、安寧緩和醫療條例第五條規定：

　　二十歲以上具有完全行為能力之人，得預立意願書。

　　前項意願書，意願人得預立醫療委任代理人，並以書面載明委任意旨，於其無法表達意願時，由代理人代為簽署。

三、安寧緩和醫療條例第七條規定：

　　不施行心肺復甦術，應符合下列規定：

　　1、應由二位醫師診斷確為末期病人。

　　2、應有意願人簽署之意願書。但未成年人簽署意願書時，應得其法定代理人之同意。

　　前項第一款所定醫師，其中一位醫師應具相關專科醫師資格。

　　末期病人意識昏迷或無法清楚表達意願時，第一項第二款之意願書，由其最近親屬出具同意書代替之。但不得與末期病人於意識昏迷或無法清楚表達意願前明示之意思表示相反。

CARE

Good Care ,
Good Living

CARE
Good Care ,
Good Living